L'ŒIL DU NATUROPATHE SUR LE CANCER

La fin d'une mauvaise époque dans le domaine de la santé

Symplice EBO

L'ŒIL DU NATUROPATHE SUR LE CANCER

La fin d'une mauvaise époque dans le domaine de la santé

Préface de Ibrahima Théo LAM

L'Harmattan Sénégal

10 VDN, Sicap Amitié 3, Lotissement Cité Police, DAKAR

senharmattan@gmail.com
senlibrairie@gmail.com

ISBN : 978-2-336-55478-5
EAN : 9782336554785

« Peut-on vraiment parler d'incurable, quand l'immensité végétale n'a pas encore livré toutes ses alliances ?

Peut-on clore la porte de l'espoir, quand chaque plante porte en elle une possibilité inexplorée ?

Nommer une maladie incurable, c'est prétendre avoir sondé l'infini.

C'est méconnaître la sagesse du vivant et les mystères de l'Univers. »

Symplice EBO

DÉDICACE

À celles et ceux qui, dans la quête perpétuelle du savoir et de la guérison, gardent intacte la flamme de l'espérance, malgré les défis que la vie impose.

À ces âmes courageuses qui, jour après jour, affrontent les aléas de la santé, faisant preuve d'une résilience exemplaire et d'une foi inébranlable en la puissance de la nature et de l'esprit.

À mes ancêtres, gardiens silencieux d'un héritage immatériel, dont les sagesses anciennes, transmises au fil des siècles, ont nourri mon engagement et guidé ma main. Comme le disait si justement Hippocrate, « La nature est le médecin de l'homme » : que leurs voix continuent de résonner en chacun de nous.

Enfin, à ma famille, pilier inébranlable et source intarissable d'affection et de soutien, dont la présence lumineuse illumine chaque étape de ce parcours. Ce livre est leur humble tribut, reflet d'une gratitude profonde et sincère.

REMERCIEMENTS

La rédaction de cet ouvrage n'aurait pu voir le jour sans l'apport précieux de nombreuses personnes, à qui je souhaite ici exprimer ma reconnaissance la plus sincère.

Je tiens avant tout à remercier les maîtres et guérisseurs traditionnels, dont la sagesse millénaire et la générosité m'ont offert un savoir inestimable. Leur patience et leur humilité dans le partage des secrets du vivant incarnent la véritable richesse de notre humanité. Comme le rappelle Antoine de Saint-Exupéry, « On ne voit bien qu'avec le cœur. L'essentiel est invisible pour les yeux. »

Je suis également profondément redevable envers ma famille, refuge et sanctuaire, dont la confiance indéfectible a été le socle de ma persévérance. Leur soutien affectif, leurs encouragements dans les moments d'incertitude, ont permis à ce projet de prendre forme et vie.

Mes remerciements s'adressent aussi à mes collaborateurs, amis et confrères, dont les regards critiques et les conseils avisés ont enrichi la réflexion et affiné le propos. Leur esprit d'équipe et leur engagement témoignent de la force de la collaboration intellectuelle.

Enfin, je dédie une pensée chaleureuse à vous, chers lecteurs, qui accueillez ce livre avec curiosité et ouverture. Puissiez-vous trouver ici des clés nouvelles, des pistes d'espoir, et la force d'avancer sur le chemin du mieux-être.

AVERTISSEMENT

Ce livre se présente comme une invitation à la réflexion profonde, une exploration holistique des mécanismes de la santé et des multiples facettes de la guérison. Il s'appuie sur une alliance de savoirs traditionnels et d'observations modernes, mais ne prétend en aucun cas se substituer à la médecine conventionnelle ni à l'expertise d'un professionnel de santé.

Il est impératif de rappeler que la santé humaine repose sur un équilibre complexe et subtil, fruit de nombreux facteurs interdépendants. Les recommandations, conseils et analyses présentés dans cet ouvrage doivent être considérés avec discernement et prudence.

Le lecteur est instamment encouragé à consulter un médecin ou un spécialiste qualifié avant toute démarche thérapeutique ou modification significative de son mode de vie. L'auteur décline toute responsabilité quant à l'utilisation des informations contenues ici, qui ne sauraient remplacer une prise en charge médicale adaptée et personnalisée.

Comme le soulignait Paracelse, père de la médecine moderne : « Toutes substances sont poisons; il n'y a point de substance qui ne soit un poison. La dose seule fait que quelque chose n'est pas un poison. » La vigilance et la sagesse restent les meilleurs alliés de la santé.

SOMMAIRE

PRÉFACE

Au seuil de la découverte de *L'œil du naturopathe sur le cancer*, je me tiens avec admiration devant l'œuvre magistrale que Symplice Ebo nous offre. Pour moi, ce livre est, d'une part, un condensé d'enseignements susceptibles d'apporter la joie à la communauté, et d'autre part, une page ouverte vers la sagesse et la compréhension profonde de notre bien-être.

Symplice Ebo, en véritable érudit des mystères de la santé, nous guide à travers un voyage captivant au cœur de la prévention du cancer. Son écriture est une symphonie d'expertise et de passion, nous invitant à explorer les dédales du corps humain, à comprendre les liens subtils entre notre alimentation et notre santé et à embrasser les trésors naturels qui nous entourent.

Dans ces pages, chaque mot est une pépite de sagesse. L'auteur nous conduit à travers la complexité du stress, nous apprend à reconnaître les pièges qui peuvent entraver notre bien-être, et nous donne des clés pour une prévention du cancer à la fois éclairée et accessible.

La nutrition, pierre angulaire de notre existence, est dévoilée dans toute sa splendeur. Des aliments qui nourrissent à ceux qui peuvent nuire, Symplice Ebo nous guide avec maîtrise, nous montrant comment nos choix alimentaires peuvent être des alliés dans la lutte contre le cancer. Les interdits alimentaires pour les personnes touchées par la maladie sont dévoilés, jetant une lumière nouvelle sur la relation complexe entre la viande, l'acide chlorhydrique et la résistance des cellules cancéreuses.

En scrutant les causes profondes du cancer, l'auteur nous emmène dans une trajectoire éclairante. Il explique l'impact crucial de la nutrition sur le corps et souligne l'importance d'un métabolisme sain pour éloigner cette redoutable maladie. Dans chaque propos, nous découvrons des connaissances vitales pour armer notre défense contre ce risque majeur.

Symplice Ebo ne se contente pas d'explorer les sentiers battus. Il nous présente des approches novatrices de la prévention, des charges électriques positives aux bienfaits insoupçonnés des feuilles de manguier. Ces méthodes, autrefois méconnues, deviennent des outils puissants dans notre arsenal de prévention et quelquefois de guérison, dans des cas de cancer au stade primaire et non métastasé.

Je vous invite à lire attentivement Symplice Ebo, car son ouvrage *L'œil du naturopathe sur le cancer* n'est pas simplement une production intellectuelle, c'est une expérience transformatrice. Vous connaissez déjà ce que vous connaissez, et pourtant, les cas de cancer ne font que grimper. Alors, il reste à utiliser ce que vous ne connaissez pas, pour la prévention et la guérison de vos cancers. En acceptant l'invitation de l'auteur à explorer les méandres de notre santé, nous sommes guidés vers une vie plus saine et épanouissante.

En découvrant le contenu de ce livre, vous allez assimiler les enseignements qui y sont consignés, certes, mais rappelez-vous surtout que la prévention du cancer est un appel à l'action.

Le vrai ami n'est pas celui qui sèche les larmes de son ami, mais celui qui fait que les yeux de son ami ne versent pas de larmes.

Ici, je fais un clin d'œil aux entrepreneurs africains. Votre corps est un écosystème complexe, et chacun de vos choix, de votre environnement à votre style de vie, a un impact sur votre santé. Vous avez le pouvoir d'influencer positivement votre bien-être, de réduire les risques de cancer, et de vivre une vie épanouissante. Vous êtes des champions et notre continent a besoin de votre expertise.

En refermant ce livre, que cette conclusion marque le début d'une nouvelle aventure pour vous. Puissiez-vous appliquer les connaissances acquises dans votre quotidien, en faisant des choix éclairés et en utilisant les ressources naturelles mises à votre disposition. Puissiez-vous œuvrer à prévenir le cancer, protéger votre bien-être, et célébrer la vie dans toute sa splendeur.

La santé est un trésor, et la prévention du cancer fait partie des précieuses clés pour le protéger. Que cette logique soit le point de départ d'une vie saine, équilibrée et résiliente face aux défis de l'avenir.

En résumé, que cette préface vous ouvre les portes d'une aventure où la sagesse de Symplice Ebo devient votre phare, balisant le chemin vers une prévention du cancer empreinte de connaissances, de choix éclairés, et d'une profonde connexion avec les ressources naturelles qui nous entourent.

Ibrahima Théo LAM
Entrepreneur, auteur d'ouvrages sur l'entrepreneuriat des femmes et des jeunes en Afrique

INTRODUCTION

Au cœur de la quête humaine pour la compréhension de la santé et de la maladie, il existe un regard singulier, un regard attentif qui transcende les limites étroites de la médecine conventionnelle. C'est cet œil, que nous nommons « l'œil du naturopathe », que nous vous invitons à poser sur les mystères de la santé et, plus particulièrement, du cancer.

Depuis l'aube des civilisations, l'humanité s'est employée à démêler l'écheveau complexe de la vie, oscillant entre la santé et la maladie. Des penseurs de l'Antiquité, tels qu'Hippocrate, père de la médecine occidentale, qui affirmait que « la nature est le médecin de l'homme », aux chercheurs contemporains, cette quête incessante a permis des progrès spectaculaires dans la compréhension des processus biologiques, des techniques médicales et des traitements innovants. Pourtant, au milieu de ces avancées, il demeure une part d'ombre, une dimension subtile et holistique que la science moderne peine parfois à embrasser pleinement.

Le cancer, en particulier, incarne ce défi. Ce mal insidieux, qui touche des millions d'êtres à travers le monde, ne peut se réduire à une simple accumulation de cellules anormales ou à un déséquilibre chimique. Notre approche naturopathique soutient avec conviction que comprendre le cancer requiert une vision intégrale, une perception globale qui dépasse les frontières de la médecine traditionnelle et prend en compte l'individu dans toute sa complexité : physique, psychique, émotionnelle et spirituelle.

Dans les pages qui suivent, nous vous conduirons au cœur de cet « agenda divin » de la santé, une perspective holistique qui conçoit l'homme comme un système harmonieux d'interactions entre ses différentes dimensions. Ce regard élargi permettra de dévoiler les mécanismes profonds par lesquels le cancer émerge, se développe, mais aussi comment il peut être prévenu et, dans certains cas, traité autrement.

Ce livre ne se présente pas comme un simple recueil de remèdes ou de solutions miracles. Il est plutôt une invitation à un voyage d'exploration intérieure et extérieure, un cheminement éclairé par la sagesse de la nature et l'expérience des médecines douces. Chaque chapitre constitue une étape dans cette découverte : des malformations corporelles à leur influence souvent méconnue sur la santé, aux multiples facettes du stress – fléau de notre époque – en passant par l'importance cruciale de l'optimisme et de l'exercice physique, sans oublier la richesse d'une alimentation saine et adaptée.

Ainsi, vous apprendrez comment des phénomènes apparemment disjoints – malformations, infertilités, stress – s'entrelacent pour façonner notre destinée sanitaire. Vous serez également sensibilisés aux limites de la chirurgie dans certaines pathologies, et à la nécessité d'une prise en charge globale.

Par ailleurs, nous mettrons en lumière des notions innovantes, telles que l'analogie entre les systèmes nutritifs des plantes et le corps humain, et comment ces correspondances peuvent éclairer la prévention et le traitement. Vous découvrirez, par exemple, le rôle étonnant des feuilles de manguier ou les bénéfices d'un régime riche en crudités, à la fois simples et puissants.

Nous ne saurions conclure sans insister sur un point fondamental : la santé est une responsabilité partagée, un dialogue constant entre le corps, l'esprit et l'environnement. Comme le rappelait Albert Schweitzer, prix Nobel de la paix et médecin humaniste, « Le bonheur est le secret de toute beauté. Il ne dépend pas de la richesse ni de la gloire, mais de la joie intérieure. » Cette joie, cette force intérieure, nous vous invitons à la cultiver en parcourant ces pages.

Bienvenue donc dans ce voyage à travers « L'œil du naturopathe sur le cancer ». Que ce livre soit pour vous une lumière nouvelle, une ouverture vers une compréhension élargie et bienveillante de la santé, et qu'il vous accompagne sur le chemin exigeant, mais ô combien enrichissant, de la guérison holistique.

LE GRAND RÉSUMÉ

Causes principales des maux et des maladies

1. Les malformations

Ce sont souvent des causes innées, visibles dès l'enfance. Elles peuvent nécessiter une intervention chirurgicale.

Mais si les opérations ne suffisent pas, cela signifie que d'autres causes (stress, carences) contribuent aussi.

2. Le stress intense et quotidien (notamment le stress négatif)

Le stress active une réaction biologique « lutte ou fuite » qui, si elle est continue et injustifiée (faux stress), épuise le corps, abaisse le système immunitaire, et engendre des toxines.

Cette situation chronique favorise l'apparition et la progression des maladies, y compris les cancers.

La gestion positive du stress et l'exercice physique régulier sont essentiels pour « décharger » cette énergie accumulée.

3. Les infertilités ou carences prolongées en nutriments essentiels

Le corps a besoin de nombreux minéraux, vitamines et oligo-éléments (notamment magnésium, silicium, potassium, vitamines A, C, E, etc.) pour maintenir ses défenses et son équilibre.

Une carence prolongée affaiblit les cellules, favorise la prolifération de cellules anormales (cancéreuses) et empêche leur élimination naturelle.

Une alimentation variée, riche en éléments naturels puisés dans la terre via les plantes, est cruciale.

Points clés complémentaires

Le corps humain est comparable à la terre en termes de composition chimique, mais contrairement à la terre, il ne peut pas s'auto-fertiliser : il faut donc l'alimenter correctement chaque jour.

La chirurgie traite une cause locale mais ne suffit pas à guérir si le terrain intérieur (le corps) est carencé ou stressé.

Une pensée positive, une gestion émotionnelle saine et une bonne hygiène de vie sont des facteurs déterminants dans la prévention et la guérison.

Le magnésium est particulièrement important dans la prévention et le traitement initial du cancer, et il est abondant dans certaines plantes naturelles comme le manguier.

En résumé

- Maladies = Malformations + Stress chronique (négatif) + Carences nutritionnelles prolongées

Pour prévenir et guérir, il faut agir sur ces trois piliers :

— Prendre soin des causes structurelles (chirurgie si nécessaire)
— Gérer et réduire le stress
— Nourrir le corps avec les éléments nutritifs indispensables

Définition, Étapes du Développement et Cibles Thérapeutiques du Cancer

1. Définition du cancer

Le cancer est une maladie redoutable, chronique, aux multiples facettes, définie comme une prolifération incontrôlée et anarchique de cellules anormales dans le corps. Ces cellules, appelées cellules cancéreuses ou tumorales, échappent aux mécanismes normaux de régulation qui assurent l'équilibre entre la division cellulaire, la différenciation et la mort cellulaire programmée (apoptose).

Ce dérèglement est dû à une série d'altérations génétiques (mutations) affectant les gènes de régulation comme les proto-oncogènes, les gènes suppresseurs de tumeurs ou les gènes de réparation de l'ADN.

Les cancers peuvent se former dans presque tous les tissus du corps humain. Lorsqu'une cellule cancéreuse envahit le tissu voisin et peut migrer vers des sites éloignés du corps via la circulation sanguine ou lymphatique, on parle de métastase. Cette capacité de propagation fait du cancer l'une des principales causes de mortalité dans le monde.

2. Étapes du développement du cancer (Carcinogenèse)

La carcinogenèse est un processus multiforme et progressif en trois grandes phases :

2.1 Initiation

C'est la phase de départ. Une cellule subit une mutation irréversible dans son matériel génétique (ADN). Cette mutation peut être causée par : des agents chimiques (ex. : hydrocarbures aromatiques, amines hétérocycliques), des radiations (UV, rayons X), des agents biologiques (virus oncogènes comme HPV, hépatite B/C, EBV), ou encore des facteurs internes comme le stress oxydatif ou des erreurs de réplication.

🔎 Exemple concret : l'inhalation prolongée de fumée de cigarette expose les cellules pulmonaires à des carcinogènes comme le benzopyrène, déclenchant des mutations génétiques.

2.2 Promotion

Les cellules initiées ne sont pas encore cancéreuses. Durant la promotion, elles sont stimulées par des facteurs non génotoxiques (inflammation, hormones, stress, nutrition déséquilibrée) qui favorisent leur prolifération clonale. Cette croissance donne naissance à une lésion prénéoplasique (souvent bénigne au début).

Le processus est encore réversible à ce stade si l'on supprime les facteurs promoteurs ou si le système immunitaire intervient efficacement.

Exemple : un régime riche en graisses saturées et en viandes transformées peut favoriser l'environnement inflammatoire propice à la promotion.

2.3 Progression

C'est la dernière étape de transformation vers un phénotype cancéreux. De nouvelles mutations s'accumulent, favorisant :

- la croissance autonome,
- la résistance à la mort cellulaire,
- l'angiogenèse (création de vaisseaux pour nourrir la tumeur),
- la capacité d'envahir et de métastaser.

À ce stade, la tumeur est maligne et dangereuse. Elle peut se détacher, voyager via la circulation, et s'implanter ailleurs.

Exemple : un cancer du sein peut métastaser vers les os, les poumons ou le foie.

3. Cibles thérapeutiques possibles du cancer

La médecine moderne et les approches complémentaires cherchent à interrompre le développement du cancer à différents niveaux. Voici les principales cibles thérapeutiques, avec des exemples d'aliments naturels pouvant aider à moduler ces processus :

3.1 Inhibition de la prolifération cellulaire

L'un des mécanismes fondamentaux dans le cancer est la multiplication rapide des cellules tumorales.

🎯 Objectif thérapeutique : empêcher la division cellulaire incontrôlée.

🔬 Cible moléculaire : inhibition de voies de signalisation comme EGFR, HER2, PI3K/Akt, mTOR.

🍽 Exemples d'aliments :

Curcuma (curcumine) : inhibe la voie NF-κB, facteur clé dans la croissance cellulaire.

Thé vert (EGCG) : bloque les kinases cycline-dépendantes (CDK).

Brocoli (sulforaphane) : inhibe la prolifération via p53.

Ail : ralentit la division cellulaire et favorise la sénescence.

3.2 Induction de l'apoptose (mort cellulaire programmée)

Les cellules cancéreuses échappent souvent à la mort cellulaire naturelle.

🎯 Objectif thérapeutique : forcer les cellules cancéreuses à mourir par apoptose.

🔬 Cible moléculaire : modulation des protéines Bcl-2, Bax, p53, caspases.

🍽 Exemples d'aliments :

Grenade : riche en polyphénols déclenchant la voie des caspases.

Raisin noir (resvératrol) : induit l'apoptose via la voie mitochondriale.

Gingembre : le gingérol agit sur les récepteurs de la mort cellulaire.

Soja fermenté (natto) : contient la génistéine, pro-apoptotique.

3.3 Inhibition de l'angiogenèse

Les tumeurs ont besoin de vaisseaux sanguins pour croître.

🎯 Objectif thérapeutique : bloquer la formation de nouveaux vaisseaux sanguins (néovascularisation).

🔬 Cible moléculaire : VEGF, MMPs, HIF-1α.

🍽 Exemples d'aliments :

Thé vert (EGCG) : bloque VEGF.

Curcuma : inhibe HIF-1α et la vascularisation tumorale.

Céleri (lutéoline) : empêche la formation de capillaires autour de la tumeur.

Chou kale, framboises, myrtilles : riches en anthocyanines anti-angiogéniques.

3.4 Stimulation de l'immunité anti-tumorale

Le système immunitaire est souvent affaibli chez les patients cancéreux.

🎯 Objectif thérapeutique : renforcer les défenses naturelles (immunothérapie).

🔬 Cible moléculaire : activation des cellules NK, T-CD8+, macrophages M1.

🍽 Exemples d'aliments :

Champignon reishi (Ganoderma lucidum) : stimule les cellules NK et macrophages.

Spiruline : riche en phycocyanine, stimule l'immunité innée.

Papaye fermentée : améliore l'immunité des personnes âgées ou immunodéprimées.

Ail : augmente les cytokines pro-immunes (IL-2, IFN-γ).

3.5 Réduction du stress oxydatif

Les radicaux libres endommagent l'ADN et favorisent les mutations.

🎯 Objectif thérapeutique : neutraliser les espèces réactives de l'oxygène (ROS).

🔬 Cible moléculaire : SOD, glutathion, catalase, NRF2.

🍽 Exemples d'aliments :

Myrtilles, mûres, cassis : très riches en anthocyanines.

Épinards, carottes, betteraves : sources de bétalaïnes et caroténoïdes.

Cacao cru : antioxydant puissant (flavonoïdes).

Noix, noisettes, amandes : riches en vitamine E.

3.6 Blocage de la métastase

La métastase est la principale cause de décès par cancer.

🎯 Objectif thérapeutique : empêcher la migration, l'adhésion et l'invasion des cellules cancéreuses.

🔬 Cible moléculaire : E-cadhérine, MMPs, intégrines.

🍽 Exemples d'aliments :

Graines de lin (lignanes) : réduisent les enzymes MMP-2.

Brocoli, chou de Bruxelles : isothiocyanates anti-invasifs.

Ail noir fermenté : module l'expression des gènes de mobilité.

Curcuma : bloque les métalloprotéinases.

4. Conclusion : vers une alimentation anticancer

Le cancer est une maladie multifactorielle. Les stratégies thérapeutiques efficaces reposent sur la multiplicité des approches : médicaments, chirurgie, radiothérapie, immunothérapie, mais aussi approches naturelles complémentaires fondées sur l'alimentation, les plantes médicinales, et le mode de vie.

🔎 Une alimentation anticancer riche en végétaux colorés, épices médicinales, acides gras oméga-3, et faible en sucres raffinés peut : limiter l'apparition des mutations, soutenir l'immunité, réguler les inflammations chroniques, et ralentir la progression tumorale.

💡 L'exemple des régimes méditerranéen ou asiatique, riches en légumes, fruits, herbes, légumineuses, et faibles en produits ultra-transformés, offre un modèle à suivre.

PARTIE I :

FONDEMENTS DE LA SANTÉ GLOBALE

Chapitre 1.
L'agenda divin : une perspective holistique de la santé

L'œil du naturopathe : une exploration approfondie de la naturopathie face au cancer

Depuis la nuit des temps, l'humanité s'est attachée à comprendre les mécanismes mystérieux de la santé et de la maladie, cherchant inlassablement des moyens d'apaiser les souffrances et de prolonger la vie. Cette quête millénaire a donné naissance à une diversité d'approches thérapeutiques, tant conventionnelles que traditionnelles, parmi lesquelles la naturopathie occupe une place singulière. Plus qu'une simple méthode de soin, la naturopathie incarne une philosophie de vie holistique, fondée sur le respect des lois naturelles et la reconnaissance d'une intelligence vitale gouvernant l'univers ainsi que le corps humain. C'est précisément cette vision intégrative qui confère à la naturopathie un rôle essentiel dans la compréhension et la gestion du cancer, maladie complexe et multiforme.

La naturopathie : une vision holistique ancrée dans l'ordre naturel

À l'opposé d'une approche strictement symptomatique ou mécaniste, la naturopathie repose sur un postulat fondamental : la santé résulte de l'harmonie entre l'être humain et son environnement, de l'équilibre subtil entre les différents systèmes physiologiques, énergétiques et psychiques. Hippocrate, le père de la médecine occidentale, rappelait déjà que « laisser faire la nature » était au cœur de tout traitement véritable. Ainsi, la naturopathie s'attache à stimuler les forces d'auto-guérison inhérentes à chaque individu, en renforçant ses défenses naturelles et en rétablissant les déséquilibres qui compromettent sa vitalité.

Cette approche s'enracine dans la conviction d'un « agenda divin » de la santé, une sorte d'intelligence universelle orchestrant la vie. Par conséquent, la naturopathie ne se limite pas à la lutte contre les symptômes, mais cherche à comprendre l'origine profonde des troubles. Elle invite à considérer l'être humain dans sa globalité — corps, esprit et environnement — pour agir sur les causes premières des maladies.

Le cancer vu par le prisme naturopathique : une maladie de déséquilibres multiples

Le cancer, dans cette perspective, n'est pas un simple phénomène localisé résultant de la prolifération anarchique de cellules, mais la manifestation visible d'un déséquilibre systémique. Le naturopathe postule que la maladie cancéreuse émerge d'une conjonction de facteurs intriqués : stress chronique, troubles métaboliques, intoxication progressive de l'organisme, altérations du terrain immunitaire, carences nutritionnelles, perturbations émotionnelles, mais aussi influences environnementales telles que les pollutions chimiques ou électromagnétiques.

Une étude publiée dans The Lancet Oncology (2019) souligne que près de 30 à 40 % des cancers peuvent être attribués à des facteurs liés au mode de vie et à l'environnement, ce qui corrobore l'approche préventive prônée par la naturopathie. Par exemple, le tabagisme, l'exposition aux toxines, une alimentation riche en aliments transformés et pauvres en nutriments sont des terrains propices à la transformation cellulaire maligne.

Le rôle des émotions dans la genèse du cancer est également au centre des réflexions naturopathiques. Le Dr Christian Flèche, spécialiste de la psychosomatique, a mis en lumière la relation entre certains types de conflits émotionnels non résolus et le développement de tumeurs. Ainsi, la naturopathie considère que le traitement ne peut être dissocié d'une réharmonisation émotionnelle profonde, souvent par le biais de techniques telles que la phytothérapie, la méditation ou l'accompagnement psychocorporel.

Une approche complémentaire : prévenir, soutenir, renforcer

Il est primordial de souligner que la naturopathie ne se substitue en aucun cas à la médecine conventionnelle, particulièrement dans le cadre des cancers avancés nécessitant chirurgie, chimiothérapie ou radiothérapie. Cependant, elle se présente comme une approche complémentaire et intégrative, offrant un soutien précieux tout au long du parcours du patient.

Par exemple, la phytothérapie — utilisation thérapeutique des plantes — est souvent employée pour stimuler le système immunitaire, améliorer la qualité de vie, et atténuer certains effets secondaires des traitements conventionnels. Une plante comme le curcuma, riche en curcumine, est reconnue pour ses propriétés anti-inflammatoires et antioxydantes. Des études cliniques, telles que celles publiées dans le Journal of Clinical

Oncology, ont démontré que la curcumine pourrait ralentir la progression tumorale en modulant certaines voies cellulaires. De même, le ginseng et le reishi sont utilisés pour renforcer la vitalité et réduire la fatigue induite par les traitements lourds.

La nutrition joue un rôle fondamental : un régime riche en fruits, légumes, fibres, antioxydants, et pauvre en sucres raffinés et graisses saturées contribue à rétablir un terrain favorable à la santé. Des interventions diététiques personnalisées font ainsi partie intégrante de la démarche naturopathique.

Le chemin vers la guérison : une reconquête de l'équilibre global

L'expérience du naturopathe consiste à accompagner le patient dans une démarche active de restauration de son équilibre intérieur. Cela passe par une évaluation fine de son mode de vie, ses habitudes alimentaires, ses stress quotidiens, mais aussi par la recherche d'une réconciliation avec ses émotions et son environnement.

Par exemple, la gestion du stress via la respiration consciente, la relaxation ou le yoga, est essentielle pour réduire les niveaux de cortisol, hormone qui, en excès, affaiblit les défenses immunitaires et favorise l'inflammation chronique. Par ailleurs, la détoxification progressive de l'organisme par des cures ciblées — à base de plantes dépuratives telles que le chardon-Marie ou la bardane — est recommandée pour alléger la charge toxique sur le foie et les reins.

Le naturopathe agit donc en révélateur des déséquilibres invisibles, parfois occultés par une médecine purement symptomatique. L'objectif est d'offrir au patient non seulement un soulagement, mais un véritable chemin vers la santé durable, respectueux de son rythme et de ses besoins profonds.

Une invitation à une conscience élargie de la santé

Le cancer, dans toute sa complexité, ne se laisse pas réduire à une formule simple. La naturopathie, en privilégiant une vision intégrale de l'être, invite à dépasser le dualisme corps/esprit et à reconnaître l'interdépendance entre l'individu et son milieu. Comme le rappelait Albert Einstein : « Tout est énergie et c'est là tout ce qui existe. » Cette énergie vitale, que la naturopathie cherche à cultiver, est la clé d'un équilibre fragile mais essentiel.

En conclusion, s'engager dans une démarche naturopathique face au cancer, c'est accepter de regarder au-delà des apparences, de décoder les messages du corps et de l'esprit, et d'œuvrer pour rétablir l'harmonie dans le concert de la vie. Cette approche ne promet pas de miracles instantanés, mais offre une lumière précieuse dans l'obscurité du mal, en permettant à chacun de renouer avec son « agenda divin » de santé et de bien-être.

« Une maladie incurable est une maladie dont on ne connaît pas encore réellement les origines. » — Parole de sagesse qui nous rappelle l'importance d'une quête constante de compréhension et d'harmonie.

Chapitre 2.
Causes des maladies : Comprendre les origines profondes des maladies

Aux Origines Profondes des Maladies : Une Exploration Holistique

Depuis des temps immémoriaux, l'humanité s'interroge sur les causes profondes des maladies qui la traversent, défiant souvent la compréhension immédiate. Ces afflictions ne sauraient être réduites à de simples événements fortuits ou à la malchance. Au contraire, elles plongent leurs racines dans les dimensions multiples de l'existence humaine — physique, émotionnelle, psychique et même spirituelle. C'est en sondant ces origines complexes et interconnectées que nous pouvons véritablement espérer éclairer le mystère de la maladie et, par conséquent, en ouvrir les voies de la prévention et de la guérison.

La Complexité du Corps Humain et la Genèse des Maladies

Le corps humain constitue un système d'une complexité remarquable, où se mêlent et s'entrelacent des processus physiologiques, biochimiques, neurologiques et psychiques. Chaque fonction corporelle repose sur une harmonie délicate entre ces éléments. Lorsque cet équilibre est rompu, c'est tout l'édifice qui vacille et ouvre la porte aux maladies. Ainsi, comme l'illustre si bien Hippocrate, père de la médecine moderne, « la santé est la relation harmonieuse des parties du corps », tandis que la maladie naît de la rupture de cette harmonie.

Les origines des maladies sont donc plurifactorielles. Elles ne peuvent se comprendre sans une prise en compte simultanée de facteurs génétiques, environnementaux, nutritionnels, émotionnels et psychologiques. Nos gènes, certes, codent un potentiel de santé et de maladie, mais ils ne constituent pas un destin figé. Comme le souligne l'éminent biologiste et auteur Richard Dawkins, « le gène n'est pas une fatalité mais un instrument modulable par l'environnement ». Cette interaction constante entre le patrimoine génétique et le milieu dans lequel l'individu évolue crée un paysage mouvant, où chaque facteur influence l'apparition ou la progression des maladies.

L'Inflammation : Mécanisme Clé et Double Tranchant

L'inflammation est un phénomène naturel, indispensable à la défense du corps contre les agressions externes telles que les infections ou les blessures. Toutefois, lorsqu'elle devient chronique, elle se métamorphose en un facteur pathogène majeur. La persistance d'une inflammation chronique est reconnue aujourd'hui comme un terrain fertile pour de nombreuses maladies dites « de civilisation », allant des maladies cardiovasculaires au diabète, en passant par certains cancers.

Par exemple, des études récentes ont établi que l'inflammation chronique de bas grade joue un rôle crucial dans le développement du cancer colorectal. Comme le souligne le Dr Charles Serhan, spécialiste en immunologie, « une inflammation prolongée dérègle les mécanismes de réparation cellulaire et favorise la mutation génétique ». De même, l'exposition continue à des toxines environnementales, une alimentation déséquilibrée, le tabagisme, ou encore un stress psychosocial intense peuvent déclencher et entretenir cette inflammation délétère.

Le Stress : Une Cause Insidieuse et Multidimensionnelle

Le stress, omniprésent dans nos sociétés contemporaines, est l'un des déclencheurs majeurs de déséquilibres physiologiques. Il s'agit d'une réponse adaptative essentielle, mais qui, lorsqu'elle devient chronique, engendre un véritable chaos biologique. Le stress chronique est capable de perturber le système endocrinien, immunitaire et nerveux, entraînant une cascade de dysfonctionnements.

Par exemple, le psychoneuroimmunologue Dr Robert Ader a démontré que le stress prolongé affaiblit le système immunitaire, augmentant la vulnérabilité aux infections et favorisant l'apparition de maladies auto-immunes et inflammatoires. Par ailleurs, le stress modifie les comportements, conduisant souvent à des habitudes alimentaires malsaines, à la sédentarité, voire à des addictions, qui exacerbent encore davantage le risque de maladies chroniques.

Un exemple éloquent se trouve dans la relation entre le stress psychosocial et le cancer du sein. Des recherches menées à l'Institut National du Cancer aux États-Unis ont montré que des niveaux élevés de stress non géré peuvent influencer négativement le pronostic des patientes, par le biais de mécanismes hormonaux et immunitaires.

Les Malformations : Variations Structurelles et Impact Fonctionnel

Les malformations, souvent sous-estimées, constituent le troisième pilier fondamental dans la genèse des maladies. Ces anomalies, qu'elles soient congénitales ou acquises, affectent la structure même du corps, modifiant ses fonctions physiologiques normales. Par exemple, une malformation cardiaque congénitale, même mineure, peut entraîner une insuffisance circulatoire progressive, prédisposant à des pathologies cardiaques sévères à l'âge adulte.

De la même manière, des malformations vertébrales peuvent engendrer des troubles neurologiques ou des douleurs chroniques invalidantes. L'étude des malformations dépasse donc le simple cadre anatomique et nécessite une compréhension fonctionnelle de leurs impacts sur la santé globale.

L'Infertilité : Un Indicateur de Déséquilibres Profonds

Souvent cantonnée à la sphère reproductive, l'infertilité est en réalité le reflet d'un déséquilibre plus large au sein de l'organisme. Elle traduit fréquemment des perturbations hormonales, nutritionnelles, métaboliques ou même psychosomatiques. Par exemple, des carences en vitamines et minéraux essentiels, comme la vitamine D ou le zinc, sont régulièrement associées à des troubles de la fertilité.

L'infertilité peut aussi résulter de stress chronique, comme le souligne le Dr John R. Lee, expert en santé hormonale : « le stress chronique bloque les voies hormonales nécessaires à la reproduction, mais il affecte également la santé générale ». En outre, certains déséquilibres hormonaux, notamment ceux impliquant les œstrogènes, peuvent favoriser le développement de pathologies comme les cancers hormonodépendants.

Une Interconnexion Indissociable

Il est crucial de comprendre que malformations, stress et infertilités ne sont pas des entités isolées mais interagissent constamment, créant des cercles vicieux qui entretiennent ou aggravent la maladie. Par exemple, un stress chronique peut exacerber une malformation préexistante en altérant les mécanismes de réparation tissulaire, tout en perturbant la fertilité. Inversement, l'infertilité peut être une source majeure de stress, renforçant ainsi la fragilité globale de l'organisme.

Cette vision holistique, qui reconnaît l'interdépendance de ces facteurs, est fondamentale pour une approche véritablement efficace de la santé. Comme l'affirme le philosophe et médecin français Georges Canguilhem : « La santé n'est pas une norme rigide, mais un état dynamique d'adaptation à un milieu changeant ». La compréhension des origines profondes des maladies nous invite ainsi à dépasser les traitements symptomatiques pour agir sur les causes véritables, en intégrant les dimensions physiques, psychologiques et environnementales.

En somme, les maladies sont l'expression d'un déséquilibre multidimensionnel, enraciné dans des causes variées et souvent interconnectées. Malformations corporelles, stress chronique et infertilités constituent trois piliers majeurs qui, seuls ou conjugués, fragilisent la santé. L'approche holistique de ces origines offre une voie prometteuse vers la prévention et la guérison, en rétablissant l'harmonie entre le corps, l'esprit et l'environnement.

C'est en dévoilant ces mécanismes profonds que l'humanité peut renouer avec la sagesse originelle, où santé rime avec équilibre et respect du vivant — un véritable appel à replacer l'être humain dans son ensemble, selon une vision intégrative et bienveillante.

Chapitre 3. Analogie entre plantes et corps humain

L'observation attentive du vivant révèle des correspondances troublantes entre le règne végétal et l'anatomie humaine. Bien que les plantes et les humains appartiennent à des règnes biologiques distincts, une analyse comparée de leurs structures et fonctions respectives dévoile des similitudes étonnantes, suggérant une parenté fonctionnelle profonde. Ces analogies ne sont pas de simples coïncidences morphologiques, mais des échos fondamentaux d'une intelligence biologique universelle.

• Les systèmes de transport : sève et sang, deux flux vitaux

Au cœur du métabolisme végétal se trouve la sève, fluide nourricier transportant l'eau, les minéraux et les substances organiques des racines vers les feuilles et inversement. Ce mécanisme s'apparente de manière frappante à la circulation sanguine chez l'humain. La sève brute, véhiculée par le xylème, transporte l'eau et les sels minéraux depuis les racines jusqu'aux feuilles, tandis que la sève élaborée, guidée par le phloème, distribue les produits de la photosynthèse dans toute la plante. Ces deux réseaux rappellent respectivement nos artères et nos veines, où l'oxygène et les nutriments sont acheminés vers les cellules, tandis que les déchets métaboliques sont éliminés.

Le sang, fluide vital par excellence, circule dans un réseau artériel et veineux grâce à l'impulsion du cœur, de même que la sève est propulsée par des phénomènes de pression racinaire et de transpiration. Le biologiste Francis Hallé écrivait à juste titre : « La plante a inventé, bien avant l'homme, un système de circulation double pour gérer les échanges internes. »

• L'écorce et la peau : frontières protectrices

L'écorce de l'arbre joue un rôle comparable à celui de la peau chez l'homme. Elle constitue une barrière défensive contre les agressions extérieures : insectes, champignons, variations climatiques. De même, la peau humaine protège l'organisme des agents pathogènes, régule la température corporelle et assure des échanges sensoriels avec le monde extérieur. Certaines plantes, comme le chêne-liège (Quercus suber), développent une écorce si épaisse qu'elle peut être exploitée sans nuire à l'arbre, illustrant à quel point cette structure peut être résiliente, tout comme la peau humaine peut cicatriser après blessure.

• Messagers chimiques : hormones végétales et humaines

Tant chez les plantes que chez les humains, les fonctions vitales sont régulées par des messagers chimiques. Les plantes produisent des phytohormones — comme l'auxine, l'éthylène, l'acide abscissique ou encore les cytokinines — qui régulent la croissance, la floraison, la sénescence et les réponses au stress. Ces substances jouent un rôle analogue aux hormones humaines (testostérone, insuline, cortisol, œstrogènes) dans la régulation des processus biologiques complexes.

Par exemple, l'auxine stimule l'allongement cellulaire chez la plante, tout comme l'hormone de croissance humaine (GH) favorise le développement tissulaire. L'éthylène, quant à lui, est impliqué dans la maturation des fruits, tout comme la progestérone régule les cycles biologiques féminins. Ces analogies fonctionnelles illustrent une unité fondamentale des lois du vivant.

• Adaptation au stress : convergence des stratégies biologiques

Face aux stress environnementaux, plantes et humains mobilisent des mécanismes remarquablement similaires. Lorsqu'une plante est agressée — par une sécheresse, un agent pathogène ou une blessure — elle libère des signaux chimiques, modifie son métabolisme, réduit la transpiration et peut même synthétiser des substances de défense comme les tanins ou les phytoalexines. De façon analogue, l'organisme humain active son axe hypothalamo-hypophyso-surrénalien pour libérer du cortisol, une hormone destinée à moduler les réponses inflammatoires et énergétiques en situation de stress.

Ces parallèles soulignent une intelligence d'adaptation commune, où chaque organisme cherche à maintenir son homéostasie, c'est-à-dire son équilibre interne, face aux contraintes de l'environnement.

• Chlorophylle et hémoglobine : une parenté moléculaire

Une autre analogie remarquable réside dans la structure moléculaire de la chlorophylle — pigment vert essentiel à la photosynthèse — et de l'hémoglobine — protéine centrale du transport de l'oxygène dans le sang humain. Ces deux molécules partagent une architecture similaire : un noyau tétrapyrrolique. La seule différence majeure réside dans l'atome central : le magnésium pour la chlorophylle, le fer pour l'hémoglobine. Cette parenté chimique révèle une universalité de la biologie moléculaire et justifie, sur le plan nutritionnel, l'intérêt de la chlorophylle pour la santé humaine (purification sanguine, stimulation du métabolisme cellulaire).

•Antioxydants, vitamines et nutriments essentiels :

Les antioxydants, produits naturellement par les plantes (flavonoïdes, polyphénols, caroténoïdes), jouent un rôle crucial pour contrer les effets délétères des radicaux libres. Ces mêmes substances, une fois consommées par l'homme via les fruits et légumes, renforcent nos défenses immunitaires, ralentissent le vieillissement cellulaire et préviennent de nombreuses maladies chroniques.

De même, les vitamines — C, E, A, B — indispensables à la santé humaine, proviennent en grande majorité des végétaux. La consommation régulière de plantes riches en micronutriments établit une connexion directe entre la vitalité du monde végétal et celle du corps humain.

Conclusion : une symbiose vitale à revaloriser

L'analogie entre le monde végétal et le corps humain ne se limite pas à de simples comparaisons visuelles. Elle repose sur des fondements biologiques, chimiques et fonctionnels profonds. En redécouvrant cette parenté, nous prenons conscience que notre santé est intimement liée à celle de la nature. Comme l'écrivait Paracelse : « L'homme et la plante sont issus de la même étoile. » Apprendre à observer les plantes, à les comprendre, c'est en fin de compte mieux comprendre notre propre nature.

PARTIE II :

STRESS, PSYCHOLOGIE ET MALADIE

Chapitre 4.

Le stress et la santé

• Le stress intense quotidien : catalyseur silencieux des maladies

Dans le tumulte de la vie moderne, le stress s'est imposé comme un compagnon permanent de l'être humain. S'il peut, à court terme, agir comme un moteur de vigilance et de réactivité, le stress chronique — celui qui s'installe insidieusement dans le quotidien — se révèle être un redoutable catalyseur de la détérioration de la santé physique et mentale.

Le stress est une réponse biologique naturelle à une menace perçue. Il mobilise alors une cascade de mécanismes physiologiques — libération d'adrénaline, augmentation du rythme cardiaque, dilatation des pupilles — qui préparent le corps à réagir : c'est la fameuse réaction de « fuite ou combat ». Mais lorsque cette alerte devient permanente, elle finit par dérégler l'organisme. C'est là que le stress cesse d'être utile pour devenir toxique.

• L'influence du stress chronique sur le système immunitaire :

Au cœur de cette détérioration se trouve une hormone clé : le cortisol. Sécrétée en excès lors de stress prolongé, cette hormone affaiblit progressivement la réponse immunitaire. Le corps, constamment en état d'alerte, délaisse les fonctions de réparation cellulaire et de défense pour prioriser la survie immédiate. Résultat : les personnes soumises à un stress intense sont plus sujettes aux infections, aux inflammations chroniques, et leur temps de guérison est allongé.

Des études cliniques ont montré que les taux élevés de cortisol sont directement liés à une réduction du nombre de lymphocytes T, essentiels à la défense contre les virus et cellules tumorales. Le stress ne se contente donc pas de « fatiguer » l'organisme : il l'expose activement à la maladie.

• Inflammation systémique : un terrain propice aux pathologies chroniques

Par ailleurs, le stress chronique stimule une production continue de cytokines pro-inflammatoires — de petites protéines chargées de signaler des déséquilibres dans l'organisme. Or, une inflammation constante, même à bas bruit, est désormais reconnue comme un facteur déterminant dans le développement de nombreuses affections : maladies cardiovasculaires, diabète de type 2, obésité, arthrite rhumatoïde, voire certains cancers.

En 2004, une publication dans The Journal of Clinical Investigation confirmait ce lien en démontrant que les marqueurs inflammatoires comme la CRP (protéine C-réactive) sont systématiquement plus élevés chez les individus souffrant de stress chronique.

• Un déséquilibre hormonal profond

Au-delà du cortisol, d'autres hormones sont affectées par le stress. L'adrénaline, par exemple, stimule la libération de glucose dans le sang pour fournir une énergie immédiate. Mais sur le long terme, cette hyperglycémie peut évoluer vers une résistance à l'insuline, puis un diabète de type 2.

La formule chimique du glucose, $C_6H_{12}O_6$, et celle de la vitamine C, $C_6H_8O_6$, illustrent deux voies opposées : l'une favorise l'hyperactivité métabolique sous stress, l'autre favorise la détente et la réparation. La vitamine C, antioxydante et anti-inflammatoire, soutient les glandes surrénales — impliquées dans la gestion du stress — et favorise un sommeil réparateur. Contrairement au glucose qui stimule, elle peut être prise le soir pour favoriser la détente.

• Les effets délétères sur le cerveau et la santé mentale

Le cerveau, chef d'orchestre de l'homéostasie, n'est pas épargné. Sous l'effet du stress, la plasticité neuronale diminue, les connexions synaptiques se détériorent, en particulier dans l'hippocampe, zone associée à la mémoire et à l'apprentissage. C'est pourquoi le stress chronique est fortement associé à des troubles cognitifs, de la concentration, ainsi qu'à la dépression et à l'anxiété.

Un rapport de l'OMS (2017) a révélé que le stress au travail est l'un des principaux facteurs de risque de dépression, qui touche aujourd'hui plus de 280 millions de personnes dans le monde.

• Le cercle vicieux de la somatisation

Le stress n'est pas une simple question de « moral à plat ». Il s'incarne dans le corps. De nombreux troubles fonctionnels — douleurs dorsales, migraines, troubles digestifs (comme le syndrome de l'intestin irritable) — trouvent leur origine dans une somatisation du stress. Le système nerveux entérique, souvent appelé « deuxième cerveau », communique en permanence avec le cerveau central. Lorsque l'un est déséquilibré, l'autre en souffre.

• Vers une santé globale : la gestion consciente du stress

Heureusement, cette spirale peut être inversée. La gestion du stress passe par une approche intégrée : exercices physiques réguliers (qui réduisent le cortisol), méditation, respiration consciente, alimentation riche en antioxydants, pratiques spirituelles, thérapies cognitives… Ces stratégies ne sont pas des « luxes », mais des nécessités physiologiques pour préserver l'équilibre intérieur. Comme le résume la psychoneuroimmunologue américaine Candace Pert : « Les émotions ne sont pas de simples abstractions : elles sont des événements biologiques qui modifient notre chimie intérieure. »

Le stress intense quotidien ne se limite pas à un mal-être passager. Il constitue un dérèglement chimique global qui affaiblit les défenses naturelles, perturbe les systèmes hormonaux, favorise l'inflammation, et fragilise la santé mentale. Comprendre ces mécanismes, c'est reprendre le pouvoir sur sa santé. En plaçant la gestion du stress au cœur de notre hygiène de vie, nous posons les fondements d'une médecine préventive véritablement holistique.

Chapitre 5.

Les causes du stress

Le stress est une réponse physiologique et psychologique de l'organisme face à une situation perçue comme menaçante ou déstabilisante. Cette réaction trouve ses origines dans les mécanismes de survie ancestraux, qui permettaient à nos lointains prédécesseurs de réagir promptement face à un danger immédiat — tel qu'un prédateur surgissant dans les hautes herbes ou une catastrophe naturelle imminente. Le stress était alors un signal d'alarme déclenchant une cascade de réactions corporelles, connues sous le nom de réponse « lutte ou fuite », préparant l'individu à combattre ou à fuir pour sa survie.

Dans notre société contemporaine, les déclencheurs de stress ne relèvent plus, dans la majorité des cas, de dangers physiques imminents, mais plutôt de pressions psychologiques et sociales : surcharge professionnelle, conflits interpersonnels, responsabilités familiales, instabilité financière, incertitudes sur l'avenir ou encore hyperconnectivité numérique. Un employé soumis à des délais irréalistes, une mère célibataire gérant seule plusieurs enfants, ou encore un étudiant anxieux à l'approche d'un examen illustrent bien ces sources de stress modernes. Selon l'Organisation mondiale de la santé (OMS), « le stress chronique est devenu une des principales causes de maladie dans les sociétés industrialisées. »

Cependant, il est crucial de souligner que le stress n'est pas uniquement causé par les événements extérieurs, mais également par la manière dont chaque individu perçoit et interprète ces événements. Deux personnes placées dans une situation identique peuvent réagir de manière diamétralement opposée selon leur vécu, leur système de valeurs, leur personnalité ou leur état émotionnel. Par exemple, une promotion professionnelle peut susciter chez l'un un enthousiasme libérateur, tandis qu'elle sera vécue par l'autre comme un fardeau accablant.

Cette subjectivité du stress met en lumière le rôle central de la cognition dans sa genèse. Nos pensées, croyances et jugements peuvent amplifier ou, au contraire, atténuer l'intensité du stress ressenti. Comme le souligne le psychologue américain Albert Ellis : « Ce ne sont pas les événements qui nous perturbent, mais la manière dont nous les interprétons. » Ainsi, développer une conscience de soi et apprendre à identifier les schémas de pensée dysfonctionnels est une étape essentielle vers la maîtrise du stress.

Par ailleurs, les causes profondes d'un stress chronique sont souvent enracinées dans l'histoire personnelle et dans des traumatismes non résolus. Un individu ayant grandi dans un environnement instable ou ayant subi des violences psychologiques peut, à l'âge adulte, réagir de manière disproportionnée à des situations banales, reproduisant inconsciemment les tensions du passé. Ces mémoires émotionnelles enfouies entretiennent une hypervigilance permanente, et la personne peut vivre dans un état d'alerte quasi constant, sans cause immédiate apparente. Identifier et traiter ces origines profondes — souvent avec l'aide de professionnels — constitue un levier puissant pour briser le cercle du stress chronique.

Le corps sous tension : les répercussions physiques du stress

Lorsqu'un individu est confronté à un facteur de stress, son organisme déclenche une réponse neurobiologique automatique. Le système nerveux sympathique entre en action, stimulant la sécrétion d'hormones de stress telles que l'adrénaline et la noradrénaline, suivies par le cortisol, hormone du stress chronique. Cette activation accélère le rythme cardiaque, augmente la pression artérielle, dilate les bronches et mobilise les réserves énergétiques. Cette mobilisation est bénéfique et salvatrice en cas de danger immédiat, mais elle devient délétère lorsqu'elle s'installe dans la durée.

En effet, une exposition prolongée au stress peut entraîner un déséquilibre physiologique grave. Le maintien d'un taux élevé de cortisol affaiblit le système immunitaire, rendant l'organisme plus vulnérable aux infections, aux inflammations chroniques et même à certaines maladies auto-immunes. Des études ont montré que les personnes stressées sont plus sujettes aux rhumes, aux troubles digestifs, aux troubles dermatologiques, et présentent un risque accru de maladies cardiovasculaires.

De surcroît, le stress se manifeste souvent par des tensions musculaires inconscientes : les épaules se crispent, la mâchoire se serre, les muscles du dos se contractent. Cette tension chronique peut engendrer des douleurs persistantes, des maux de tête ou des troubles du sommeil. C'est pourquoi de nombreuses approches de gestion du stress, comme le yoga, la sophrologie ou encore les techniques de respiration consciente, visent à détendre le corps pour agir en retour sur l'esprit.

Enfin, il convient de rappeler que le stress, bien qu'ayant des racines psychologiques, ne peut être dissocié de ses effets somatiques. La compréhension de ce dialogue corps-esprit est essentielle pour élaborer une stratégie globale de régulation du stress. Cultiver la résilience, adopter des habitudes de vie saines (alimentation, activité physique, sommeil réparateur) et développer des outils psychologiques adaptés permettent de mieux faire face aux défis du quotidien et de préserver un équilibre durable.

Chapitre 6.
Réactions inappropriées au stress

Le stress mal géré : entre dérives comportementales et souffrance psychique.

Lorsqu'il n'est pas maîtrisé, le stress peut susciter des réactions inadaptées, susceptibles d'amplifier la détresse plutôt que de l'atténuer. L'une des manifestations les plus fréquentes est la rumination mentale, ce cycle infernal de pensées répétitives centrées sur des préoccupations ou des regrets. Ainsi, une personne ayant échoué à un entretien d'embauche peut ressasser indéfiniment ses erreurs, nourrissant anxiété, perte de confiance et même épisodes dépressifs. Comme le souligne Christophe André, psychiatre, « ruminer, c'est penser sans avancer ».

À cette spirale psychique s'ajoutent des comportements compensatoires nocifs. Bon nombre d'individus stressés se tournent vers la nourriture, l'alcool, le tabac, ou d'autres substances psychoactives pour soulager temporairement leur mal-être. Ces « béquilles » émotionnelles, si elles procurent un apaisement immédiat, favorisent sur le long terme des pathologies métaboliques, hépatiques ou encore cardiovasculaires. Le stress chronique devient ainsi un facteur indirect de morbidité.

Par ailleurs, les tensions engendrées par le stress perturbent souvent les relations interpersonnelles. Une personne sous pression peut adopter un ton agressif, se refermer sur elle-même ou mal interpréter les propos d'autrui, générant ainsi des conflits familiaux ou professionnels. L'incapacité à exprimer ses émotions de manière assertive renforce alors l'isolement et l'incompréhension.

Autre réaction fréquente mais insidieuse : l'évitement des situations anxiogènes. Face à une difficulté (examen, confrontation, prise de parole), certains choisissent de fuir plutôt que d'affronter. Cette stratégie, bien que protectrice à court terme, s'avère contre-productive. Elle empêche la résolution du problème initial, favorise l'érosion de l'estime de soi et limite le développement personnel.

Les faux stress : illusions mentales et véritables impacts physiologiques.

Le concept de « faux stress » désigne une réaction disproportionnée face à une menace inexistante ou exagérée. Il peut s'agir d'inquiétudes persistantes quant à un futur hypothétique, de pensées catastrophistes (« Et si je perdais mon emploi ? »), ou de la peur de l'échec anticipé. Ces scénarios mentaux, bien que déconnectés de la réalité immédiate, provoquent une réaction physiologique authentique, marquée par une sécrétion continue de cortisol et d'adrénaline.

Cette hyperactivation prolongée de l'axe hypothalamo-hypophyso-surrénalien engendre des troubles du sommeil, une fragilité immunitaire et des déséquilibres digestifs. À terme, ce stress « imaginaire » peut avoir des effets tout aussi délétères que les menaces réelles, sinon plus, car il épuise inutilement les ressources de l'organisme.

Reconnaître les distorsions cognitives qui alimentent ces faux stress – comme la généralisation ou la pensée dichotomique – est une étape fondamentale vers une gestion plus saine. En apprenant à remettre en question ces pensées automatiques, à pratiquer la pleine conscience ou à adopter des techniques de relaxation, chacun peut se libérer de ces chaînes mentales illusoires.

Chapitre 7.
Changer la perception

Perspective positive : réinterpréter les expériences

La manière dont nous percevons le monde influence profondément notre santé mentale et émotionnelle. Adopter une perspective positive consiste à voir les événements, même les plus éprouvants, sous un angle constructif. Il ne s'agit pas de nier les difficultés, mais de les aborder avec une attitude de croissance.

Une clé essentielle de cette approche réside dans la réinterprétation des expériences négatives. Plutôt que de les considérer comme des échecs irréversibles, nous pouvons les voir comme des opportunités d'apprentissage. Une rupture amoureuse, par exemple, peut devenir un tremplin vers une meilleure connaissance de soi et des relations futures plus épanouies.

Adopter cette posture mentale présente de nombreux avantages : résilience accrue, meilleure santé mentale, relations enrichies, bonheur renforcé. Les personnes qui cultivent une telle attitude sont généralement mieux préparées à affronter les aléas de la vie.

La transformation personnelle qui découle d'une perspective positive est un voyage profondément enrichissant. En réinterprétant nos expériences, nous ne faisons pas qu'améliorer notre bien-être : nous devenons également une source d'inspiration et de soutien pour les autres. C'est un pas important vers l'épanouissement personnel et la réalisation de notre potentiel.

Notre perception du monde influence directement notre qualité de vie. Choisir une perspective positive est un acte volontaire et puissant, qui ouvre la voie à une existence plus équilibrée et satisfaisante.

L'optimisme en action : son influence sur la santé.

L'optimisme est une force intérieure capable de transformer notre santé de manière étonnante. Bien plus qu'un simple élan de positivité, c'est une conviction profonde en la possibilité d'un avenir meilleur. Les optimistes perçoivent les obstacles comme des défis à relever, et non comme des murs infranchissables.

De nombreuses études scientifiques ont démontré que l'optimisme exerce une influence significative sur la santé. Les personnes optimistes vivent plus longtemps, récupèrent plus rapidement après une maladie et présentent un risque plus faible de développer des troubles liés au stress.

L'un des atouts majeurs de l'optimisme réside dans sa capacité à modérer le stress. Les optimistes ont naturellement tendance à adopter des stratégies de gestion du stress plus saines, ce qui réduit les effets néfastes sur leur système immunitaire et cardiovasculaire.

L'optimisme est donc bien plus qu'un état d'esprit agréable. C'est un facteur déterminant dans le maintien de la santé globale. Il est associé à :

- Une meilleure immunité : les optimistes présentent une réponse immunitaire plus robuste, ce qui leur permet de mieux lutter contre les infections et maladies.
- Moins de stress et d'anxiété : ils font face plus efficacement aux aléas de la vie.
- Un cœur plus sain : leur mode de vie est souvent plus équilibré (alimentation, activité physique, sommeil).
- Une plus grande résilience : ils se relèvent plus facilement des épreuves.
- Une longévité accrue : les études longitudinales montrent une corrélation entre optimisme et espérance de vie prolongée.
- Des relations sociales plus positives : ils attirent et entretiennent des liens harmonieux, grâce à leur bienveillance et leur empathie.
- Une meilleure motivation : leur vision de l'avenir alimente leur détermination à atteindre leurs objectifs.
- Un équilibre émotionnel renforcé : ils gèrent les échecs de manière constructive et proactive.
- Une prévention de la dépression : leur attitude les pousse à adopter des comportements protecteurs face à la souffrance psychique.
- Des choix de vie plus sains : ils évitent plus facilement les substances nocives et adoptent des routines favorables à la santé.

En somme, l'optimisme influence de façon holistique notre santé physique, mentale, émotionnelle et sociale. Il s'agit d'une ressource précieuse à cultiver au quotidien.

Cultiver l'optimisme : les clés d'une vie plus positive.

L'optimisme n'est pas réservé à une élite de personnes « naturellement » positives. Il peut se développer par des pratiques simples, accessibles à tous. Voici quelques moyens concrets d'y parvenir :

1. Pratiquer la gratitude

Consacrez quelques minutes chaque jour à noter ce pour quoi vous êtes reconnaissant. Tenez un journal de gratitude. Cette habitude vous aidera à vous concentrer sur ce qui va bien dans votre vie, au lieu de ruminer ce qui ne va pas.

2. Adopter une pensée positive

Prenez conscience de votre dialogue intérieur. Quand une pensée pessimiste surgit, reformulez-la de manière plus constructive. Par exemple :

→ « Je vais échouer » devient « Je peux réussir si je persévère ».

3. Visualiser le succès

Chaque jour, prenez un moment pour visualiser vos objectifs atteints. Imaginez les étapes, les sensations de réussite, les récompenses. Cette pratique alimente la confiance en soi.

4. Développer la résilience

Apprenez à rebondir après les épreuves. Chaque échec est une source d'apprentissage. En cultivant votre résilience, vous développez votre capacité à rester optimiste face à l'adversité.

5. S'entourer de personnes positives

Votre entourage influence votre état d'esprit. Fréquentez des personnes bienveillantes, qui croient en vous et vous soutiennent. Leur énergie nourrira la vôtre.

6. Prendre soin de soi

Bien-être physique et santé mentale sont intimement liés. Dormez suffisamment, mangez sainement, bougez régulièrement, et ménagez-vous des temps de repos. Un corps équilibré favorise un esprit optimiste.

7. Fixer des objectifs atteignables

Découpez vos grands projets en petites étapes. Célébrez chaque progrès. Cette stratégie maintient la motivation et renforce la confiance.

8. Cultiver la compassion

Soyez bienveillant envers vous-même et les autres. Pardonnez vos erreurs. Faites preuve d'indulgence. Cette posture renforce une perception positive de la vie.

9. Trouver du sens

Engagez-vous dans des activités qui ont du sens pour vous : bénévolat, projets créatifs, spiritualité, apprentissages… Trouver un but donne à la vie profondeur et direction.

10. Pratiquer la pleine conscience

Apprenez à vivre l'instant présent. Méditation, respiration consciente, observation attentive de vos pensées… Ces pratiques recentrent l'esprit et réduisent les ruminations négatives.

En conclusion, cultiver l'optimisme est une démarche puissante pour améliorer sa santé, son bien-être et sa qualité de vie. Il ne s'agit pas d'ignorer les difficultés, mais de choisir une manière plus constructive et inspirante de les traverser. Ce choix est entre vos mains. En transformant votre perception, vous transformez votre vie.

PARTIE III :

INFERTILITÉS ET DÉSORDRES PHYSIQUES

Chapitre 8.
Les Infertilités

Infertilité et santé : un reflet de l'équilibre global.

L'infertilité, loin d'être un simple trouble de la reproduction, constitue l'un des reflets les plus subtils mais puissants de l'état de santé général d'un individu. Elle témoigne d'un déséquilibre global, souvent multifactoriel, mêlant perturbations hormonales, carences nutritionnelles, stress chronique, intoxications environnementales ou maladies systémiques. Ainsi, chaque difficulté à concevoir un enfant devrait inviter à une exploration plus large de la santé intégrale.

Prenons l'exemple du syndrome des ovaires polykystiques (SOPK) : cette pathologie, fréquente chez les femmes en âge de procréer, ne se limite pas à une simple anovulation. Elle s'accompagne souvent d'une résistance à l'insuline, d'une tendance au surpoids, d'un risque accru de diabète de type 2 et d'un déséquilibre hormonal profond. De même, chez l'homme, une faible qualité spermatique peut masquer une carence nutritionnelle sévère, une intoxication aux métaux lourds, ou un excès de stress oxydatif.

L'infertilité est donc parfois le premier symptôme visible d'un déséquilibre intérieur plus vaste, un signal d'alarme qu'il convient d'écouter avec attention.

Nutrition, immunité et fertilité : une trinité inséparable.

Une fertilité optimale repose en partie sur une nutrition riche, variée et biodisponible. Des carences en micronutriments essentiels comme le zinc, le fer, le magnésium, la vitamine D, l'acide folique (vitamine B9) ou les acides gras oméga-3 peuvent compromettre la santé reproductive à plusieurs niveaux.

Par exemple, le folate, indispensable à la synthèse de l'ADN, joue un rôle central dans la maturation des ovocytes. Une carence en acide folique est directement associée à des risques d'anomalies ovulatoires et embryonnaires. On le retrouve naturellement dans les feuilles de moringa (Moringa oleifera), le baobab (Adansonia digitata) ou encore les épinards tropicaux (Amaranthus spp.).

Le zinc, quant à lui, est crucial dans la formation de spermatozoïdes sains et la production d'hormones sexuelles. Il est présent en grande quantité dans des plantes comme le Gnetum africanum (okok ou fumbwa) ou les graines de courge (Cucurbita pepo), très utilisées en médecine traditionnelle africaine pour soutenir la fertilité masculine.

Stress, système neuroendocrinien et infertilité.

Le stress chronique est un facteur aggravant bien documenté de l'infertilité. Il agit sur l'axe hypothalamo-hypophyso-gonadique, réduisant la production de GnRH, de LH et de FSH, indispensables à la maturation des follicules chez la femme et à la spermatogenèse chez l'homme.

De nombreuses plantes médicinales sont reconnues pour leur action adaptogène et leur capacité à moduler le stress. Le Tulsi (Ocimum sanctum), la racine d'Ashwagandha

(Withania somnifera) et le basilic africain (Ocimum gratissimum) sont des exemples de phytothérapie intégrative à fort potentiel pour restaurer l'équilibre neuroendocrinien.

Santé mentale et infertilité : une interaction bidirectionnelle.

Les troubles de la fertilité peuvent avoir un impact psychologique profond, provoquant anxiété, sentiment d'échec, isolement, voire dépression. Or, ces troubles émotionnels, en retour, perturbent davantage l'équilibre hormonal et compromettent la fertilité.

Dans ce contexte, des plantes à effet neurotonique et sédatif doux peuvent accompagner la prise en charge émotionnelle. Citons notamment la passiflore (Passiflora incarnata), la valériane (Valeriana officinalis) ou encore la verveine citronnée (Aloysia citriodora), connues pour apaiser le mental sans induire de somnolence excessive.

Minéraux et fertilité : la clé invisible

L'équilibre des minéraux : pilier de la santé reproductive.

Les minéraux agissent en profondeur sur la régulation hormonale, la qualité des gamètes, l'implantation embryonnaire et la grossesse. Ils sont les cofacteurs invisibles de centaines de réactions enzymatiques.

Le zinc, comme mentionné, est vital pour la division cellulaire, la spermatogenèse, la formation des ovocytes. Il est abondant dans les graines de citrouille, le moringa, le gombo (Abelmoschus esculentus) et la spiruline.

Le fer est essentiel pour l'oxygénation des tissus et la régularité du cycle menstruel. Il se retrouve dans les feuilles d'Alchornea cordifolia, les fruits du tamarin (Tamarindus indica), et les racines de Carica papaya.

Le magnésium, souvent sous-estimé, est un régulateur hormonal de premier ordre. Les feuilles de manioc, le fenugrec (Trigonella foenum-graecum), et les graines de sésame en sont de riches sources.

Le sélénium, puissant antioxydant, protège les cellules germinales des dommages oxydatifs. On le retrouve dans les graines de tournesol, le blé germé, ou encore dans certains champignons comestibles africains.

Le calcium et le phosphore sont nécessaires à la bonne implantation embryonnaire et à la qualité du liquide séminal. Le baobab, la poudre de feuilles d'ortie (Urtica dioica), et le clou de girofle (Syzygium aromaticum) combinent plusieurs de ces éléments.

Les excès sont aussi nocifs que les carences.

Une supplémentation excessive en fer ou en zinc peut, paradoxalement, perturber la fertilité en déséquilibrant l'homéostasie hormonale ou en générant un stress oxydatif. C'est pourquoi une approche phytothérapeutique est précieuse : elle permet souvent une biodisponibilité progressive, respectant les mécanismes naturels d'absorption.

Vers une approche intégrative de la fertilité.

Pour restaurer la fertilité, il est essentiel de considérer l'individu dans sa globalité : alimentation, mode de vie, environnement émotionnel, statut minéral, équilibre hormonal. Une approche naturopathique fondée sur la phytothérapie africaine permet d'aborder l'infertilité de manière plus holistique.

Des plantes comme :

° Tetrapleura tetraptera : utilisée pour stimuler l'ovulation et renforcer l'utérus,

° Annona senegalensis : connue pour ses effets sur l'infertilité féminine et l'aménorrhée,

° Poivre long (Piper guineense) : stimulant naturel du système reproducteur masculin et féminin,

° Persil (Petroselinum crispum) : emménagogue, riche en fer et antioxydants,... sont des piliers d'une phytothérapie intégrative de la fertilité.

L'infertilité n'est pas une fatalité, ni un simple dysfonctionnement reproductif : c'est un symptôme profond, souvent complexe, du déséquilibre global du corps et de l'esprit. Une prise en charge intelligente, enracinée dans la science, la tradition et le respect du vivant, peut conduire à la restauration d'une fertilité naturelle. Redonner à l'infertilité sa dimension systémique, c'est offrir à chaque être une chance d'épanouissement global, fertile et durable.

Chapitre 9.
Les Carences Prolongées

Un mal silencieux aux conséquences profondes.

Dans l'univers complexe des déséquilibres de santé, les carences prolongées en éléments essentiels demeurent un facteur souvent négligé, bien que fondamental. À l'image d'une plante privée de lumière ou d'eau, l'organisme humain privé de nutriments vitaux finit par perdre progressivement ses capacités de défense, de régulation et de reproduction.

Une carence ne désigne pas seulement l'absence totale d'un élément dans le corps, mais aussi sa présence insuffisante pour assurer les fonctions physiologiques normales. Lorsque cette carence s'installe dans la durée, ses effets deviennent systémiques, affectant tous les tissus, y compris ceux impliqués dans la reproduction, l'immunité, le métabolisme cellulaire et la protection contre les agents pathogènes.

Micronutriments : petites doses, effets immenses.

Les éléments essentiels incluent principalement les vitamines (A, B, C, D, E, K), les minéraux (fer, calcium, magnésium, zinc, sélénium), et certains acides aminés ou acides gras indispensables. Bien qu'ils soient nécessaires en quantité minime, leur absence perturbe des fonctions majeures telles que la production d'hormones, la régulation de l'ADN, la division cellulaire, la réparation tissulaire, ou encore le fonctionnement cérébral.

Par exemple :

Une carence prolongée en zinc affaiblit la fonction immunitaire, ralentit la cicatrisation et affecte la fertilité.

Une carence en fer compromet l'oxygénation des tissus, provoque une fatigue chronique et favorise l'anémie.

Le manque de magnésium, souvent ignoré, entraîne des troubles du sommeil, de l'irritabilité, des douleurs musculaires et un déséquilibre nerveux.

Une insuffisance de vitamine D perturbe la minéralisation osseuse et affaiblit le système immunitaire.

Lenteur, affaiblissement, dérèglements : les signes d'alerte

Les carences chroniques se manifestent souvent de façon diffuse, rendant leur diagnostic difficile sans analyses ciblées. Elles se traduisent notamment par : Une fatigue persistante, même après le repos ; Une baisse de concentration et des troubles de mémoire ; Une chute de cheveux, une peau sèche, des ongles cassants ; Des infections à répétition, traduisant une immunité affaiblie ; Des troubles menstruels ou sexuels, dans le cas des carences affectant l'équilibre hormonal ; Une irritabilité, anxiété ou nervosité excessive, signes fréquents de déficits en magnésium, vitamines B ou oméga-3.

Les plantes médicinales : alliées de la reminéralisation.

Heureusement, la nature met à notre disposition des plantes reminéralisantes, riches en micronutriments biodisponibles. Elles permettent de combler progressivement les manques, sans effets secondaires.

Voici quelques exemples :

Moringa oleifera : véritable concentré nutritionnel, il contient du calcium, du fer, du magnésium, du potassium, du zinc, ainsi que les vitamines A, C, E. Il est excellent pour restaurer les réserves en cas de fatigue prolongée.

Urtica dioica (ortie) : extrêmement riche en fer, silice, calcium, et vitamine K. Elle soutient l'hématopoïèse et tonifie le système nerveux.

Adansonia digitata (baobab) : sa pulpe contient une forte concentration de vitamine C, calcium et potassium. Idéale pour revitaliser l'organisme.

Amaranthus spp. (folon africain) : cette plante feuillue est une source abondante de fer, magnésium, et provitamine A. Elle est souvent recommandée pour les femmes en période de grossesse ou de convalescence.

Tamarindus indica (tamarin) : ses feuilles et sa pulpe sont riches en minéraux et en antioxydants. Elles facilitent la digestion et renforcent l'absorption des nutriments.

Conséquences sur la santé reproductive et générale.

Les carences prolongées ne compromettent pas uniquement la vitalité quotidienne : elles ont des répercussions profondes sur la santé reproductive, chez l'homme comme chez la femme. Une fertilité optimale nécessite un équilibre fin de micronutriments pour la production de gamètes sains, la régulation hormonale, la nidation de l'embryon et le bon déroulement de la grossesse.

Mais au-delà de la sphère reproductive, les carences prolongées favorisent également un état inflammatoire latent, propice à l'émergence de maladies chroniques comme le diabète, l'hypertension, voire certains cancers. L'inflammation issue d'un terrain carencé agit comme une terre appauvrie où les graines du déséquilibre germent aisément.

Prévention : manger, c'est soigner.

Prévenir les carences passe avant tout par une alimentation variée, colorée, naturelle et locale. Les produits ultra-transformés, raffinés et pauvres en micronutriments appauvrissent silencieusement l'organisme. En revanche, les aliments complets, les plantes médicinales locales, les graines (comme le sésame, le fonio, le sorgho) et les fruits et légumes de saison constituent un véritable rempart nutritionnel.

Dans les cas plus sévères, la supplémentation naturelle (par poudres végétales, infusions reminéralisantes ou décoctions concentrées) permet une régénération progressive du terrain biologique

Les carences prolongées ne sont pas des déficiences anodines. Elles sont à la fois cause et conséquence de déséquilibres profonds. Elles affaiblissent les fondations invisibles de la santé et compromettent le bon fonctionnement des organes, notamment ceux liés à la reproduction.

Revaloriser une hygiène nutritionnelle naturelle, basée sur les richesses médicinales du monde végétal, constitue une voie de prévention efficace, durable et accessible pour restaurer les forces vitales de l'organisme.

Chapitre 10.
Chirurgie et malformations

Les malformations : sens, origines et limites de la chirurgie.

Les malformations congénitales désignent des anomalies structurelles survenues lors du développement embryonnaire ou fœtal. Elles peuvent concerner n'importe quelle partie du corps : organes internes (comme le cœur ou les reins), membres, visage, colonne vertébrale, voire systèmes entiers comme le système nerveux. Leur expression peut aller d'une simple variation morphologique à une altération majeure du fonctionnement vital. Certaines malformations, comme une légère asymétrie faciale, sont bénignes, tandis que d'autres, telles qu'une tétralogie de Fallot (malformation cardiaque), exigent une prise en charge immédiate.

Il est essentiel de souligner que toute malformation n'est pas une anomalie à « corriger ». L'être humain, dans sa diversité, peut vivre harmonieusement avec certaines particularités morphologiques. Mais dans d'autres cas, ces anomalies créent des vulnérabilités : une malformation du tube neural peut provoquer des troubles moteurs, une anomalie génito-urinaire peut mener à l'infertilité. Lorsque l'impact fonctionnel devient significatif, la chirurgie est envisagée comme solution palliative ou corrective.

Cependant, la chirurgie ne doit jamais être considérée comme un remède absolu. Elle comporte des limites, tant sur le plan technique que biologique. Certaines anomalies sont si complexes que toute tentative de correction expose le patient à des risques majeurs : hémorragies, infections, complications anesthésiques, etc. Par exemple, dans les cas de spina bifida sévère, la fermeture du tube neural par chirurgie ne rétablit pas les fonctions nerveuses perdues.

D'un point de vue financier, les interventions sur les malformations sont souvent coûteuses, et exigent un suivi à long terme (kinésithérapie, orthophonie, nutrition). À cela s'ajoute la nécessité d'un accompagnement multidisciplinaire, notamment psychologique, car les malformations peuvent affecter l'image de soi dès l'enfance.

La phytothérapie peut jouer un rôle d'accompagnement. Certaines plantes comme Centella asiatica (connue pour ses effets régénérants sur les tissus nerveux et cutanés), Moringa oleifera (riche en acides aminés, vitamines A et C), ou Curcuma longa (anti-inflammatoire puissant), soutiennent la récupération post-opératoire et limitent les complications.

Comme le disait Hippocrate : « L'art de la médecine consiste à distraire le malade pendant que la nature le guérit. » Il nous revient donc de comprendre les malformations non comme des défaillances isolées, mais comme des signaux d'un corps complexe et intelligent qui réclame une approche holistique – chirurgicale, émotionnelle et naturelle.

PARTIE IV :

MALADIES GRAVES

Chapitre 11 : Le Problème du Cancer

1. Comprendre les causes profondes du cancer

Le cancer ne se résume pas à une seule origine. Il s'agit d'une pathologie multifactorielle, résultant de l'interaction complexe entre la génétique, l'environnement et le mode de vie. Pour mieux en comprendre l'apparition, il convient de plonger au cœur de ces différents facteurs.

1.1 L'influence génétique

Certaines personnes héritent de mutations génétiques qui augmentent leur prédisposition au cancer. C'est le cas, par exemple, du gène BRCA1 chez certaines femmes, qui accroît significativement le risque de cancer du sein ou de l'ovaire. Toutefois, il est essentiel de noter que l'hérédité ne représente qu'environ 5 à 10 % des cas de cancer. Les autres facteurs, souvent évitables, jouent un rôle bien plus déterminant.

1.2 L'environnement et les expositions toxiques

Notre milieu de vie — pollution atmosphérique, exposition aux pesticides, produits chimiques industriels, métaux lourds, rayonnements ionisants — peut altérer notre ADN. La fumée de cigarette, par exemple, contient plus de 70 agents cancérigènes connus. De même, les expositions professionnelles à l'amiante ou au benzène sont fortement corrélées à des cancers comme le mésothéliome ou les leucémies.

1.3 Le mode de vie comme facteur pivot

Tabac, alcool, sédentarité, stress chronique, manque de sommeil, obésité, déséquilibres hormonaux : autant d'éléments issus de nos habitudes de vie quotidiennes qui contribuent au terrain favorable au cancer.

2. La nutrition : un levier fondamental dans la prévention

« Que ton aliment soit ton médicament et ton médicament, ton aliment. » — Hippocrate

2.1 un terrain fertile pour les tumeurs

Les aliments industriels, les charcuteries, la viande rouge en excès, les sucres raffinés, les acides gras trans sont associés à une inflammation chronique. Cette inflammation silencieuse affaiblit nos défenses et crée un milieu propice à la mutation cellulaire. À l'inverse, une alimentation riche en fruits, légumes, céréales complètes, légumineuses, et épices antioxydantes (comme le curcuma, le gingembre, le clou de girofle) permet de renforcer notre immunité et de restaurer l'équilibre cellulaire.

2.2 Les nutriments protecteurs

Antioxydants (vitamines C, E, sélénium, polyphénols) : ils neutralisent les radicaux libres, évitant les lésions de l'ADN.

Fibres : en régulant le transit intestinal, elles réduisent le risque de cancer colorectal.

Acides gras oméga-3 (contenus dans le lin, les graines de chia, les poissons gras) : ils modulent les réponses inflammatoires.

Éléments basifiants : légumes verts, spiruline, algues marines équilibrent le pH, essentiel à la santé cellulaire.

3. Un métabolisme sain : pilier de la prévention

Le métabolisme, ensemble des réactions chimiques vitales dans notre corps, joue un rôle central dans la régulation de la croissance cellulaire. Lorsque ce processus est déréglé, les cellules peuvent commencer à se multiplier de manière anarchique.

3.1 Déséquilibre énergétique et excès de poids

Un apport calorique excessif non compensé par une dépense énergétique entraîne une surcharge graisseuse. Le tissu adipeux, particulièrement viscéral, produit des cytokines inflammatoires et des hormones qui favorisent la cancérogenèse.

3.2 Les ennemis silencieux

L'inflammation chronique de bas grade est présente dans les cancers du foie, du pancréas, de l'intestin, du sein. Elle est liée au stress oxydatif, au diabète, aux infections virales persistantes. Lutter contre cette inflammation passe par une alimentation anti-inflammatoire, une activité physique régulière et une gestion du stress.

Maladies qui peuvent favoriser l'apparition du cancer

Certaines maladies créent un terrain favorable au développement du cancer. Elles agissent en affaiblissant le système immunitaire, en causant une inflammation chronique, ou en introduisant des mutations dans les cellules.

1. Infections chroniques par des agents pathogènes

Certains virus, bactéries et parasites peuvent provoquer des lésions cellulaires chroniques ou manipuler le matériel génétique des cellules, augmentant ainsi le risque de cancer.

Δ . *Infection* : Papillomavirus humain (HPV)

Mécanisme : Intègre son ADN aux cellules du col utérin et altère leur fonctionnement

Type de cancer associé : Cancer du col de l'utérus, gorge, anus.

Δ . *Infection* : Hépatite B et C

Mécanisme : Provoque une inflammation chronique du foie et favorise la cirrhose

Type de cancer associé : Cancer du foie (hépatocarcinome)

Δ . *Infection :* Epstein-Barr virus (EBV)

Mécanisme : Perturbe les globules blancs (lymphocytes B)

Type de cancer associé : Lymphome de Burkitt, carcinome du nasopharynx

Δ . *Infection :* VIH/SIDA

Mécanisme : Immunodépression sévère

Type de Cancer associé : Sarcome de Kaposi, lymphome, cancer du col de l'utérus

Δ . *Infection :*Helicobacter pylori

Mécanisme : Ulcère et inflammation de l'estomac

Type de cancer associé : Cancer gastrique, lymphome MALT

Δ . *Infection :* Schistosomiase (bilharziose urinaire)

Mécanisme : Irritation chronique des voies urinaires

Type de cancer associé : Cancer de la vessie

2. Maladies inflammatoires chroniques

L'inflammation chronique favorise les mutations cellulaires et la prolifération anormale des cellules.

• *Maladie* : Colite Ulcéreuse / Crohn

Effet inflammatoire : Inflammation chronique du côlon

Risque de cancer : Cancer colorectal

• *Maladie* : Pancréatite chronique

Effet inflammatoire : Lésions répétées du pancréas

Risque de cancer : Cancer du pancréas

• *Maladie* : Cirrhose hépatique (alcool, virus, auto-immunité)

Effet inflammatoire : Fibrose progressive du foie

Risque de cancer : Cancer du foie

3. Maladies génétiques ou héréditaires

Ces maladies prédisposent au cancer par des mutations transmises familialement.

Syndrome : Syndrome de Lynch

Mécanisme : Défaut de Réparation de l'ADN

Risques de cancer : Cancer colorectal, utérin, gastrique

Syndromes : Polypose adénomateuse familiale

Mécanisme : Multiples polypes du côlon

Risque de Cancer : Cancer colorectal très précoce

Syndrome : Syndrome de Li-Fraumeni

Mécanisme : Mutation du gène TP53

Risque de cancer : Cancers variés dès l'enfance

Syndrome : Neurofibromatose

Mécanisme : Croissance anormale des cellules nerveuses

Risque de cancer : Tumeurs cérébrales et cutanées

■ . Maladies causées par le cancer ou qui l'accompagnent

Le cancer n'est pas seulement une tumeur : il peut perturber le fonctionnement global de l'organisme, provoquer des maladies secondaires ou déclencher des réactions anormales.

Certains cancers provoquent des troubles indirects appelés syndromes paranéoplasiques, dus à la sécrétion de substances anormales (anticorps, hormones, cytokines). Ils peuvent entraîner une faiblesse musculaire (neuropathie), une confusion liée à une hypercalcémie, ou encore des thromboses répétées (phlébites, embolies).

Par ailleurs, les cancers — notamment les leucémies — affaiblissent le système immunitaire, exposant les patients à des infections secondaires : pneumonies bactériennes, tuberculose, infections fongiques (candidose, aspergillose), ou réactivation de virus comme le zona et l'herpès.

Enfin, les troubles sanguins associés sont fréquents : anémie (fatigue, essoufflement), thrombopénie (risque de saignements), et neutropénie (risque d'infections graves), nécessitant une surveillance médicale rigoureuse.

■ . Maladies associées ou aggravées par le cancer

Certaines maladies sont fréquemment associées au cancer ou en sont aggravées par l'état général du patient.

1. Maladies métaboliques

Obésité : favorise les cancers du sein, du côlon, de l'endomètre

Diabète : souvent associé au cancer du pancréas ou du foie

2. Maladies cardiovasculaires

Les chimiothérapies (comme les anthracyclines) peuvent provoquer une insuffisance cardiaque ou des troubles du rythme

Certains cancers peuvent causer une embolie pulmonaire

3. Troubles psychologiques

Le diagnostic de cancer entraîne souvent :

- Dépression sévère
- Anxiété chronique
- Stress post-traumatique

■ . Maladies causées par les traitements anticancéreux

1. Effets secondaires de la chimiothérapie ou radiothérapie

- Fibrose pulmonaire

- Stérilité

- Fatigue chronique

- Second cancer (leucémie secondaire à certains traitements)

2. Immunosuppression induite

L'affaiblissement des défenses peut provoquer :

-Réactivation d'herpès

-Candidose buccale

-Infections urinaires fréquentes

Un cancer peut donc être favorisé par d'autres maladies, en provoquer de nouvelles, ou aggraver celles déjà existantes. Il est crucial, dans une démarche de prévention ou de traitement, d'avoir une vision globale du patient et de prendre en compte toutes les maladies associées.

Le régime de crudités : une stratégie naturelle de prévention

Le régime cru, fondé sur la consommation de fruits, légumes, noix, graines et jeunes pousses non cuits, se distingue par sa richesse enzymatique et sa densité nutritionnelle.

Pourquoi manger cru ?

La cuisson à haute température détruit une partie des enzymes, vitamines et antioxydants contenus dans les aliments. Les aliments crus, eux, conservent leur vitalité et favorisent la détoxification du foie, l'oxygénation cellulaire et l'élimination des toxines. Les feuilles de moringa, les carottes râpées, les graines germées, les betteraves, ou encore les feuilles de pourpier peuvent être intégrés à un tel régime.

Limites et précautions.

Certains aliments sont plus digestes une fois cuits (par exemple les légumineuses). Il est donc conseillé d'adopter une alimentation crue partiellement, en l'associant intelligemment à des aliments cuits à la vapeur douce ou fermentés.

Se reconnecter à la nature

Marcher pieds nus (earthing), respirer l'air des forêts, utiliser des matériaux naturels (bois, argile), installer des plantes dépolluantes à la maison : tout cela permet de rétablir un champ électromagnétique naturel propice à la santé.

Le pouvoir des feuilles de manguier dans la prévention du cancer.

Les feuilles de manguier (Mangifera indica) regorgent de principes actifs : flavonoïdes, mangiférine, tanins, polyphénols, quercétine. Ces composés ont montré, dans plusieurs études, un potentiel antioxydant, anti-inflammatoire, antitumoral et hypoglycémiant.

Une recette traditionnelle aux vertus puissantes : Préparation artisanale des feuilles de manguier

1. **Récolte : Choisissez des jeunes feuilles tendres sur un manguier sain.**
2. **Premier séchage : Faites-les sécher à l'ombre, dans un endroit bien ventilé, sans humidité, pendant 5 à 10 jours.**
3. **Rinçage et séchage au soleil : Une fois sèches, rincez-les à l'eau claire, puis exposez-les brièvement au soleil fort (1 à 2 jours).**
4. **Transformation :**

Pour une tisane : utilisez 7 à 10 feuilles dans 1,5 litre d'eau bouillante. Faites bouillir jusqu'à ce que l'infusion perde sa couleur. Renouvelez si nécessaire.

Pour une poudre : mixez les feuilles jusqu'à obtenir une poudre verte fine à conserver dans un bocal hermétique.

Usage recommandé

Prévention mensuelle : consommer 1,5 litre de décoction pendant 2 jours consécutifs chaque semaine (ex. : samedi et dimanche).

Cure d'entretien : une semaine complète chaque mois.

Formes avancées : la poudre peut être incorporée dans des smoothies verts, des jus detox ou des capsules maison.

Eau et cancer

Le rôle de l'eau dans le traitement du cancer est essentiel mais souvent sous-estimé. Bien que l'eau ne guérisse pas directement le cancer, elle joue un rôle fondamental dans le soutien aux traitements, la détoxification de l'organisme, la régulation des fonctions biologiques et la prévention de complications. Voici une explication claire, structurée et riche, avec des exemples.

💧 1. Pourquoi l'eau est essentielle chez un patient cancéreux ?

✅ a. Hydratation cellulaire et transport des nutriments.

Chaque cellule a besoin d'eau pour fonctionner, éliminer les déchets et recevoir les nutriments.

L'eau facilite la distribution des médicaments anticancéreux dans le corps.

> 🔍 Exemple : un patient sous chimiothérapie a besoin d'une bonne hydratation pour éviter les lésions rénales dues à l'élimination des médicaments cytotoxiques.

✅ b. Élimination des toxines

Les traitements du cancer (chimio, radiothérapie) produisent beaucoup de déchets cellulaires et radicaux libres.

L'eau permet aux reins et au foie de filtrer et évacuer ces déchets par l'urine.

> 📌 Une hydratation insuffisante peut entraîner une accumulation de toxines et aggraver les effets secondaires.

✅ c. Prévention des effets secondaires

Constipation, nausées, sécheresse buccale, fatigue, maux de tête : ces symptômes sont fréquents chez les patients cancéreux, souvent accentués par la déshydratation.

L'eau améliore la digestion, réduit la fatigue et soutient la bonne humeur.

> 🌿 Associer eau tiède + citron le matin peut stimuler le foie et l'élimination.

✅ d. Soutien à l'immunité

Une bonne hydratation permet au système lymphatique de mieux fonctionner, ce qui aide à mobiliser les défenses immunitaires.

> 💪 Or, une immunité forte aide le corps à mieux supporter les traitements et à combattre les cellules cancéreuses.

✅ e. Réduction de l'inflammation

Une hydratation correcte réduit les inflammations chroniques, facteur clé dans le développement du cancer.

> ⚠️ L'inflammation est l'un des moteurs du cancer (stimulation de l'angiogenèse, prolifération cellulaire...).

2. Quelle eau pour un patient atteint de cancer ?

Eau pure et non contaminée

Éviter les eaux contenant des résidus de métaux lourds, pesticides, nitrates.

Favoriser une eau faiblement minéralisée ou filtrée.

Eau tiède, alcaline ou enrichie en antioxydants ?

Eau alcaline (pH > 7) : controversée, mais certains la recommandent pour neutraliser l'acidité du terrain tumoral.

Eau hydrogénée ou ionisée : riche en antioxydants, peut réduire le stress oxydatif (mais pas de preuve clinique définitive).

Eau citronnée ou infusée de plantes (gingembre, menthe) : favorise la digestion, l'élimination et renforce l'effet antioxydant.

3. Quand et comment boire de l'eau en cas de cancer ?

Moment Quantité ou type recommandée

Au réveil : 1 verre d'eau tiède + citron

Avant les repas : 1 verre 15 à 30 min avant

Pendant les traitements : Siroter régulièrement (petites gorgées)

Après chimiothérapie/radiothérapie : Beaucoup d'eau pour éliminer les résidus

Avant le coucher : 1/2 verre (pas trop pour éviter de se lever la nuit)

> 💧 Objectif : 1,5 à 2,5 litres par jour, selon la taille, le climat, les traitements, la transpiration, etc.

4. Eaux thérapeutiques et remèdes à base d'eau

Eau + Plantes (infusions anticancer)

Thym, gingembre, curcuma, romarin, citronnelle, bissap (hibiscus) : infusés dans l'eau, apportent des antioxydants puissants.

Thé vert : riche en catéchines protectrices.

Graines de fenouil ou cumin dans l'eau : réduisent ballonnements et fatigue digestive.

Hydrothérapie

Bains tièdes, compresses d'eau froide ou tiède : pour soulager les douleurs, activer la circulation, apaiser l'inflammation.

Douches alternées (chaud-froid) : stimulent l'immunité et le métabolisme.

5. À éviter ou surveiller

Eau du robinet non filtrée : attention aux résidus chimiques ou hormones.

Eaux sucrées, sodas, jus industriels : favorisent l'acidité et l'inflammation.

Excès d'eau d'un coup : surcharge les reins et dilue les sucs digestifs.

6. En résumé

L'eau joue un rôle fondamental dans le maintien de la santé, et encore davantage chez les patients atteints de cancer. Une bonne hydratation cellulaire améliore l'efficacité des traitements en facilitant les échanges métaboliques. Elle permet également une meilleure élimination des toxines générées par la maladie ou les thérapies, réduisant ainsi les effets secondaires.

Au niveau digestif et immunitaire, l'eau soutient les fonctions vitales et favorise la récupération de l'organisme. De plus, une hydratation adéquate contribue à prévenir l'inflammation chronique et le stress oxydatif, deux phénomènes étroitement liés à la progression des cellules cancéreuses. L'eau agit également comme un véhicule naturel pour transporter les principes actifs des plantes médicinales, notamment celles riches en antioxydants.

La prévention du cancer ne relève pas du hasard. Elle repose sur une compréhension approfondie des interactions entre l'environnement, l'alimentation, le métabolisme, le mode de vie et même les influences énergétiques invisibles. Reprendre le contrôle de ces éléments, c'est restaurer un terrain biologique défensif. Et dans cette démarche, la réintégration des plantes médicinales et d'une hydratation consciente constitue une stratégie puissante et naturelle pour renforcer nos défenses et préserver notre santé.

Témoignages et études de cas en naturopathie appliquée au cancer.

L'expérience pratique et le vécu des patients constituent des éléments essentiels pour illustrer l'efficacité d'une approche naturopathique. Ce chapitre rassemble des témoignages et études de cas de personnes ayant bénéficié d'un accompagnement naturel dans le cadre de leur lutte contre le cancer. Ces récits, bien que personnels, révèlent la puissance de la nature lorsqu'elle est utilisée avec discernement, régularité et dans le respect des lois du vivant.

Témoignage 1 : Femme de 47 ans – Cancer du sein gauche

Symptômes initiaux : Masse palpable au niveau du sein gauche, douleurs diffuses, fatigue chronique.

Diagnostic médical : Cancer du sein stade II.

Accompagnement naturopathique :

Cure de jus de légumes (carotte, betterave, curcuma).

Tisanes de graviola, feuilles de manguier et curcuma sauvage.

Application locale de cataplasmes d'argile verte.

Soutien émotionnel : respiration consciente + visualisation positive.

Résultat : Diminution des douleurs, amélioration du sommeil, réduction de la taille de la masse après 3 mois selon échographie. Traitement allopathique poursuivi en parallèle.

Commentaire : Le protocole naturel a permis de renforcer la résilience du corps et d'améliorer la tolérance à la chimiothérapie.

👤 **Témoignage 2** : Homme de 62 ans – Cancer de la prostate

Symptômes : Mictions fréquentes, douleurs pelviennes.

Diagnostic : Adénocarcinome prostatique.

Traitement naturel suivi :

Formule à base de racine de Carissa spinarum + décoction de racines d'Anacardium occidentale.

Réduction drastique de la viande rouge et des produits laitiers.

Pratique quotidienne de marche et automassages du bas-ventre.

Résultat : Amélioration de la qualité de vie, douleurs diminuées, PSA stabilisé sur 6 mois.

Commentaire : Refus de la chirurgie initialement, choix d'un accompagnement alternatif avec suivi médical strict.

👤 **Témoignage 3** : Enfant de 9 ans – Leucémie

Contexte : Enfant hospitalisé pour leucémie lymphoblastique aiguë.

Appui naturopathique complémentaire :

Introduction d'aliments riches en chlorophylle (moringa, spiruline).

Jus frais de papaye + infusion d'écorce de manguier en très faible dose.

Soutien affectif et énergétique avec la méthode "mains de guérison".

Observations : L'enfant tolère mieux la chimiothérapie, retrouve progressivement appétit et dynamisme. Diminution des nausées.

Remarque : Collaboration étroite avec les parents et les médecins, sans jamais interférer avec le traitement principal.

Analyse transversale des cas

Points communs :

Retour à une alimentation vivante, moins transformée.

Plantes médicinales choisies selon le terrain et le type de cancer.

Soutien émotionnel et mental comme facteur de guérison essentiel.

Leçons :

Le rôle de la nature n'est pas de remplacer les traitements, mais de restaurer les forces vitales du patient.

Chaque cancer est unique ; la naturopathie doit être personnalisée et adaptable.

Les résultats sont meilleurs lorsque le patient est actif dans son processus de guérison.

Ces récits montrent que la naturopathie, bien appliquée et encadrée, peut renforcer le corps, soutenir l'esprit et créer les conditions favorables à une éventuelle rémission ou amélioration. Loin d'être une promesse de miracle, elle est une voie complémentaire d'espoir, enracinée dans l'intelligence de la nature.

- « Le cancer n'est pas une fatalité. Il est souvent le langage d'un déséquilibre silencieux. C'est à nous de retrouver la symphonie de la vie. »

Symplice EBO

Chapitre 12.
Les 21 clés pour une vie sans maladie

Préserver sa santé n'est pas un miracle, mais le fruit de petites habitudes conscientes, simples et naturelles. Voici 21 règles fondamentales pour vivre en harmonie avec soi-même et son environnement, et ainsi éloigner durablement les maladies.

1. Cultiver la modération en toutes choses

➢ « La mesure est la mère de la santé. »

L'excès, qu'il s'agisse de nourriture, d'émotions, d'activités ou même de repos, déséquilibre le corps et l'esprit. Pratiquer la tempérance permet de maintenir une vitalité durable.

2. Prendre quotidiennement du charbon végétal actif

Le charbon de bois activé est un purifiant naturel puissant. Consommez tous les trois jours , 5 - 10 g de poudre de charbon avec un quart de litre d'eau pure. Il aide à éliminer les toxines, les gaz intestinaux, les métaux lourds, et à alcaliniser l'organisme.

3. Manger seulement lorsqu'on a véritablement faim

Évitez de manger par simple gourmandise ou parce que la nourriture est disponible. Écoutez votre corps. Cette habitude renforce la digestion et évite la surcharge métabolique.

4. Pardonner sincèrement

Le pardon est un remède profond contre le stress, l'hypertension et les maladies psychosomatiques. Rancunes et ressentiments affaiblissent le système immunitaire.

- « Pardonner, c'est se libérer d'un poison qu'on destine à l'autre. »

5. Rire chaque jour, même une minute

Le rire libère des endorphines, détend les muscles, améliore la circulation sanguine et renforce l'immunité.

Regardez une comédie, souriez à la vie, laissez l'enfant intérieur s'exprimer.

6. Mâcher un bâtonnet naturel appelé « alo »

Le cure-dent naturel ou « alo » (par exemple, les tiges de neem ou de citronnelle) nettoie les dents, combat les infections bucco-dentaires, renforce les gencives et libère des principes actifs bénéfiques.

7. Ne jamais consommer de riz réchauffé ou laissé plus de 4 heures

Le riz mal conservé favorise la prolifération de Bacillus cereus, une bactérie responsable de diarrhées et d'intoxications. Évitez également de manger du riz au petit déjeuner ; privilégiez plutôt des fruits ou une bouillie complète.

8. Commencer la douche par les pieds, surtout le pied gauche

Verser l'eau d'abord sur le pied gauche stabilise l'énergie vitale et évite les chocs thermiques, en particulier pour les personnes hypertendues. Cette pratique est héritée de la sagesse thérapeutique africaine et asiatique.

9. Pratiquer des bains de vapeur chaque mois (sauna africain)

Les bains de vapeur à base de plantes médicinales comme l'eucalyptus, le citron ou le basilic permettent d'éliminer les toxines par la sueur, d'améliorer la circulation sanguine et de purifier la peau.

10. Consommer un aliment amer chaque 2 jours (aromatisé avec du poivre noir)

Les plantes amères comme feuilles de MORINDA LUCIDA , la vernonie (ndolé), le noni ou la feuille de papayer stimulent le foie, purifient le sang et aident à prévenir les maladies métaboliques et dégénératives.

11. Limiter l'exposition prolongée à la climatisation

La climatisation assèche l'air, fragilise les voies respiratoires et diminue la résistance aux infections. Préférez une ventilation naturelle ou modérée.

12. Ajouter une pincée de deux doigts de la poudre de potasse africaine (kanwa) dans vos repas

La potasse naturelle, en petite quantité, facilite la digestion et réduit l'acidité gastrique. Elle est utilisée traditionnellement dans plusieurs cultures africaines.

13. Pratiquer une activité physique douce chaque soir après le dîner

Marcher ou faire quelques mouvements de yoga le soir stimule la digestion, brûle les graisses excédentaires et favorise un bon sommeil. Le matin, le corps est encore en jeûne ; évitez les efforts intenses à jeun.

14. Ne jamais manger en regardant ou en écoutant des nouvelles stressantes

Manger dans un état de stress empêche la bonne digestion et perturbe le système nerveux. Favorisez un environnement paisible à table.

15. Éviter de rester sous des lumières artificielles pendant la journée

Les ampoules LED et fluorescentes, lorsqu'elles remplacent la lumière du jour, perturbent le rythme circadien. Exposez-vous à la lumière naturelle autant que possible.

16. Respecter le cycle du sommeil sans interruption

Être réveillé brusquement nuit à la régénération cellulaire. Si possible, dormez sans perturbation externe, surtout dans les phases de sommeil profond (entre 2h et 4h du matin).

17. Boire la quantité d'eau adaptée à sa masse corporelle.

Hydratez-vous selon cette formule :

Q = Masse corporelle x 0,03

Par exemple, si vous pesez 70 kg, buvez environ 2,1 litres d'eau par jour. L'eau est le véhicule de toutes les réactions métaboliques et d'élimination.

18. Évacuer les selles autant de fois que nécessaire

Nombre idéal de selles par jour : N = nombre de repas + 1

Exemple : si vous mangez 2 fois par jour, vous devez déféquer 3 fois. Idéalement, évacuez entre 5h et 7h du matin, puis 2 - 3 h après chaque repas.

19. Dormir à des heures régulières

Un sommeil régulier favorise l'équilibre hormonal, renforce l'immunité et favorise la réparation cellulaire. Couchez-vous entre 21h30 et 22h30, si possible.

20. Toujours uriner ou déféquer au réveil, puis se laver

L'accumulation des déchets nocturnes dans la vessie ou les intestins est toxique. Libérez d'abord ces déchets, puis purifiez-vous. Ce rituel favorise une journée saine.

21. Affirmer chaque matin : « Je suis la parfaite santé »

La pensée influence le corps. Répétez cette affirmation entre 21 et 66 fois chaque matin pour programmer positivement vos cellules.

- « L'homme devient ce qu'il pense constamment. » – Swami Sivananda

La santé est un art quotidien, une alliance de discipline, d'écoute de soi et de respect des lois naturelles. Ces 21 pratiques, bien que simples, renferment une sagesse ancienne et profonde. Adoptez-les progressivement, et vous verrez votre corps, votre esprit et votre vie entière se transformer.

Chapitre 13 : Conseils pour une alimentation saine

I. Les fondations d'une alimentation équilibrée

Adopter une alimentation saine, c'est d'abord apprendre à respecter l'équilibre fondamental entre les macronutriments : les glucides, les protéines et les lipides. Chacun de ces éléments joue un rôle vital et complémentaire dans le fonctionnement harmonieux de l'organisme.

Les glucides complexes, issus des céréales complètes (mil, sorgho, riz brun), des légumineuses (haricots, pois chiches) ou encore des tubercules (patate douce, igname), constituent la principale source d'énergie. Contrairement aux sucres simples, ils libèrent leur énergie lentement, évitant ainsi les pics de glycémie.

Les protéines, qu'elles soient animales (œufs, poisson, volaille) ou végétales (graines de courge, soja, moringa), sont les briques essentielles de nos muscles, de nos enzymes et de nos anticorps.

Les bons lipides – tels que ceux contenus dans l'huile de coco, l'avocat, le beurre de karité ou encore les noix – nourrissent notre système nerveux, régulent les hormones et renforcent la paroi des cellules.

Une gestion adéquate des portions est également indispensable. Aujourd'hui, l'abondance alimentaire pousse souvent à la surconsommation. Pourtant, le véritable équilibre se trouve dans la modération. Une règle simple consiste à remplir la moitié de l'assiette de légumes, un quart de céréales complètes, et un quart de protéines.

- « La mesure est mère de la santé. » – Proverbe africain

II. Manger pour prévenir : les aliments protecteurs de la santé

L'alimentation n'est pas uniquement une question de satiété : elle constitue une arme de prévention contre les maladies chroniques.

Certains aliments ont démontré leur capacité à préserver et fortifier l'organisme :

Le moringa (Moringa oleifera), appelé « arbre miracle », est une source précieuse de vitamines A, C et E, de calcium, de fer et d'antioxydants. Il renforce l'immunité et protège le foie.

Le gingembre (Zingiber officinale) stimule la digestion, réduit les inflammations et possède des propriétés antivirales. Un thé au gingembre le matin améliore la circulation et l'énergie.

Le curcuma (Curcuma longa) contient la curcumine, un puissant anti-inflammatoire. Associé à une pincée de poivre noir, il devient un remède naturel contre les douleurs articulaires.

L'ail cru (Allium sativum), utilisé depuis l'Antiquité, est antibactérien, fluidifie le sang et régule la tension artérielle.

Les légumes à feuilles amères comme le vernonia (ou « onkoman ») purifient le sang, détoxifient le foie et aident à lutter contre les infections parasitaires.

Ces aliments agissent en synergie pour renforcer les défenses naturelles, prévenir le diabète, les troubles cardiovasculaires, certains cancers et favoriser une longévité en bonne santé.

➢ « L'homme est ce qu'il mange. » – Ludwig Feuerbach

III. Éviter les pièges de l'alimentation moderne

Notre environnement alimentaire contemporain est truffé de pièges insidieux, souvent méconnus du grand public.

Le sucre raffiné, présent dans les boissons sucrées, les biscuits industriels et même dans certaines conserves, est un ennemi silencieux. Il provoque une prise de poids rapide, altère le métabolisme et augmente le risque de diabète de type 2. Remplacez-le par du miel naturel, du sucre de canne non raffiné ou des fruits.

Les graisses trans et hydrogénées, qu'on retrouve dans les fast-foods, les margarines industrielles ou les viennoiseries, endommagent les artères et favorisent les maladies cardiovasculaires.

Les portions surdimensionnées, devenues la norme dans la restauration rapide, incitent à manger au-delà des besoins réels. Une astuce : utilisez des assiettes plus petites pour mieux gérer la quantité.

Les aliments ultra-transformés, bourrés d'additifs, de sel et de sucres cachés, sont dépourvus de vie et de nutriments essentiels. On y perd les fibres, les enzymes et les vitamines indispensables à une digestion saine.

Le marketing alimentaire joue souvent sur des termes séduisants comme « light », « allégé », « bio », « sans sucre ajouté »… mais ces produits cachent parfois des compositions nocives. Apprenez à lire les étiquettes avec attention.

- « Ce que l'on mange en cachette, le corps s'en souvient toujours. » – Dicton populaire

IV. Le secret d'un repas équilibré : goût, couleur et diversité

Un repas équilibré ne doit pas seulement répondre à une exigence nutritionnelle, mais aussi être une expérience sensorielle complète, respectant l'harmonie naturelle du goût et de la couleur.

Tous les goûts doivent être présents dans la journée :

Amer : feuilles de VERNONIA AMYGDALINA, moringa

Sucré : fruits mûrs, patate douce

Acide : citron, tamarin

Piquant : piment, gingembre

Fermenté : fromage local, gari fermenté, boule d'akassa fermentée

Salé : avec modération, de préférence au sel marin non raffiné

Les couleurs de l'assiette doivent refléter la variété des nutriments :

Rouge : tomate, pastèque

Jaune : mangue, maïs

Vert : épinard, feuilles de manioc

Orange : carotte, patate douce

Violet : betterave, aubergine

Une assiette colorée est souvent un signe de diversité nutritionnelle.

- « En mangeant la nature, tu nourris ta propre nature. » – Maxime naturopathique

V. Recommandations pratiques au quotidien

Pour maintenir une alimentation saine de manière durable :

1. Choisissez des aliments locaux et de saison : ils sont plus frais, moins transformés et adaptés aux besoins climatiques de votre région.
2. Hydratez-vous correctement, en buvant de l'eau à température ambiante, en dehors des repas.
3. Mangez en pleine conscience, sans distractions, pour renouer avec vos sensations de faim et de satiété.
4. Préparez vous-même vos repas autant que possible : vous maîtriserez les ingrédients et les modes de cuisson.
5. Bénissez vos repas : un moment de gratitude avant de manger prépare le corps à digérer dans la paix.

CONCLUSION

La santé n'est pas un hasard, mais le fruit d'un engagement conscient, quotidien et éclairé envers soi-même. À travers cet ouvrage, nous avons parcouru les multiples dimensions qui influencent notre bien-être : les causes profondes des maladies, les effets du stress sur le corps et l'esprit, les déséquilibres nutritionnels, les troubles de la fertilité, ainsi que les grandes pathologies modernes telles que le cancer.

Chaque chapitre a été conçu comme une étape vers une compréhension globale et spirituelle de la santé humaine, où le corps, l'âme et l'environnement interagissent en permanence. Il ne s'agit pas simplement de traiter des symptômes, mais de réapprendre à écouter notre corps, à nourrir notre esprit et à rétablir notre lien avec les lois naturelles et divines.

Les 21 astuces proposées pour une vie sans maladie et les conseils pour une alimentation saine sont des outils pratiques pour ceux qui souhaitent se réapproprier leur santé au quotidien. Savoir manger avec discernement, gérer le stress avec intelligence, éviter les pièges modernes et reconnaître les signaux du corps est un acte d'amour envers soi-même et un devoir envers les générations à venir.

Comme le dit si bien Hippocrate : « Que ton aliment soit ta première médecine. » Et comme le souligne la sagesse africaine : « Celui qui n'a pas le temps de prendre soin de sa santé devra trouver du temps pour la maladie. »

La prévention, la connaissance, l'équilibre et la foi sont les quatre piliers sur lesquels repose la santé durable. Ce livre vous a offert les clés : à vous maintenant de les utiliser pour ouvrir les portes de votre propre transformation.

À paraître prochainement :

Insuffisance rénale et hépatites : les réponses cachées des plantes médicinales

Après *L'œil du naturopathe sur le cancer*, ce nouvel ouvrage poursuit l'exploration des solutions naturelles face aux maladies graves.

Vous y découvrirez comment certaines plantes médicinales, souvent méconnues ou sous-estimées, peuvent offrir un réel soutien dans la prise en charge de l'insuffisance rénale et des hépatites. Fondé sur des savoirs traditionnels, des observations cliniques et une expérience de terrain, ce livre présente des pistes thérapeutiques concrètes et des formulations naturelles validées par l'usage.

Ce guide s'adresse à tous : malades, naturopathes, professionnels de santé, chercheurs, et passionnés de phytothérapie.

> Un espoir végétal pour deux fléaux silencieux.

Un ouvrage rigoureux, ancré dans la tradition et ouvert à la science.

Disponible très prochainement. Restez informés.

EBO Symplice

Expert en naturopathie – Chercheur – Inventeur de traitements naturels brevetés contre le cancer

Fondateur de la Grande Compagnie Africaine pour la Restauration de la Santé, il associe sciences modernes et savoirs traditionnels africains pour développer des solutions naturelles, puissantes et éprouvées.

Sa vision : une médecine enracinée, innovante et au service de la santé durable en Afrique et au-delà.

📞 WhatsApp : +229 01 97 35 12 37

📧 Email : ebosym@gmail.com

Structures éditoriales du groupe L'Harmattan

L'Harmattan Italie
Via degli Artisti, 15
10124 Torino
harmattan.italia@gmail.com

L'Harmattan Hongrie
Kossuth l. u. 14-16.
1053 Budapest
harmattan@harmattan.hu

L'Harmattan Sénégal
10 VDN SICAP AMITIE 3
BP 45034 Dakar-Fann
direction@senharmattan.com

L'Harmattan Cameroun
Tsinga/Derrière polyclinique FECAFOOT
BP 11486 Yaoundé
Jacques.koukam@harmattan.fr

L'Harmattan Burkina Faso
Villa 281, secteur 23 623, rue 14.32
Ouagadougou
zagbie@outlook.fr

L'Harmattan Guinée
Almamya, rue KA 028 OKB Agency
BP 3470 Conakry
harmattanguinee@yahoo.fr

L'Harmattan RDC
185, avenue Nyangwe
Commune de Lingwala – Kinshasa
matangilamusadila@yahoo.fr

L'Harmattan Congo
219, avenue Nelson Mandela
BP 2874 Brazzaville
deunovmikhael@gmail.com

L'Harmattan Mali
Immeuble Mgr Jean Marie Cissé
Aci Hamadallaye
BP 145 Bamako
syllaka@yahoo.fr

L'Harmattan Togo
Djidjole – Maison Amela
face EPP BATOME
02 BP 20680 Lomé
didieramela11@gmail.com

L'Harmattan Côte d'Ivoire
Résidence Karl – Cité des Arts
Abidjan-Cocody
03 BP 1588 Abidjan
harmattan.ivoire@gmail.com

L'Harmattan Bénin
Rue 604, (Immeuble à l'entrée
de la rue UCAO- Cite de Saint-Jean)
Cotonou
stepcorpus@gmail.com

Nos librairies en France

Librairie internationale
16, rue des Écoles
75005 Paris
librairie.internationale@harmattan.fr
01 40 46 79 11
www.librairieharmattan.com

Librairie des savoirs
21, rue des Écoles
75005 Paris
librairie.sh@harmattan.fr
01 46 34 13 71
www.librairieharmattansh.com

www.ingramcontent.com/pod-product-compliance
Lightning Source LLC
LaVergne TN
LVHW051359061026
849535LV00009B/3261

* 9 7 8 2 3 3 6 5 5 4 7 8 5 *